XV Congrès International de Médecine

Lisbonne — 19-26 Avril 1906

Section II

PHYSIOLOGIE

1.er FASCICULE

LISBONNE
Imprimerie Adolpho de Mendonça
1906

XV Congrès International de Médecine

LISBONNE, 19-26 AVRIL 1906

II

XV Congrès International de Médecine

LISBONNE, 19-26 AVRIL 1906

Section II

PHYSIOLOGIE

LISBONNE

IMPRIMERIE ADOLPHO DE MENDONÇA

1906

Organisation de la section

Présidents d'honneur

MM.

Léon Asher, professeur à la Faculté de Médecine de Berne.
Max Verworn, professeur à la Faculté de Médecine de Göttingen.
Charles Lepierre, professeur à l'Université de Coïmbre.
Rodriguez Carracido, professeur à la Faculté de Pharmacie de Madrid.
Ugo Biffi, directeur de l'Institut d'hygiène de Lima.

Comité d'organisation de la section

Président .... M. Philomeno da Camara
Vice-Président .... M. Bello Moraes
Secrétaire responsable .... M. Arthur Cardoso Pereira
Secrétaire adjoint .... M. Oliveira Soares
Membres .... MM. Sousa Nazareth et Elysio Moura

Rapports officiels

1. — Rôle des leucocytes dans la nutrition.
   Rapporteur : M. L. Asher, Berne.

2 — Sécrétion thyroïdienne.
   Rapporteurs : MM. Carlos Bello Moraes, Lisbonne, et Oliveira Soares, Lisbonne.

3. — Faits anatomo-physiologiques qui forment la base des actuelles théories de la pensée.
   Rapporteur : N.

3 a. — Les connaissances actuelles des processus physiologiques dans le système nerveux.
   Rapporteur : M. Max Verworn, Göttingen.

4. — Perméabilités rénales.
   Rapporteur : N.

5. — Constitution des albuminoïdes et en particulier des nucléines.
   Rapporteur : M. Charles Lepierre, Coïmbre.

6. — Action des rayons Becquerel et des autres rayons similaires sur les processus physiologiques.
   Rapporteur : N.

7. — Coagulation du sang.
   Rapporteur : M. José Rodriguez Carracido, Madrid.

8. — Sur l'action physiologique et pathologique du radium, spécialement au point de vue de l'œil.
   Rapporteur : M. A. Birch-Hirschfeld, Leipzig.

9. — Contribution à la chimie physique des enzymes et hémolysines.
   Rapporteur : M. Thorvald Madsen, Copenhague.

Sujets recommandés

1. Enzymes et phénomènes de la vie.
2. Valeur physiologique des cyto-toxines.
3. Mécanisme des actions catalytiques.
4. Isotonie et concentration moléculaire au point de vue physiologique.
5. Les globules rouges du sang au point de vue de la biologie générale.
6. Bactéries et nutrition.
7. Etat actuel de l'étude des antiferments.
8. Valeur alimentaire de l'alcool.
9. Ferments du sang.
10. Etude critique de la théorie de la digestion de Pawlow.

XV CONGRÈS INTERNATIONAL DE MÉDECINE

(LISBONNE — AVRIL 1906)

SECTION DE PHYSIOLOGIE

Rapports officiels

THÈME [illegible] — COAGULATION DU SANG

Par M. le Prof. JOSÉ RODRIGUEZ CARRACIDO (Madrid)

Je suppose que les membres de la section de Physiologie du Congrès sont au courant de ce que disent communément les traités de physiologie et de chimie biologique au sujet du phénomène qui fait l'objet du présent mémoire, et je crois superflu de rapporter ici ce qui est connu de tout le monde.

Depuis dix ans les recherches physico-chimiques ont porté sur les corps colloïdes, et chaque année n'a fait qu'accroître l'intérêt avec lequel elles se poursuivent, comme il ressort de l'abondance de la littérature qui s'y rapporte.

Or, comme le plasma sanguin est un liquide, où coexistent des matières colloïdes et cristalloïdes, les résultats de ces recherches ne pouvaient manquer de jeter du jour sur l'obscur problème de la coagulation du sang, lequel, sans perdre absolument son caractère biologique, tend de plus en plus à entrer dans le domaine de la physico-chimie.

Nous nous proposons d'exposer, au double point de vue physico-chimique et physiologique, nos idées au sujet du phénomène en question.

* * *

Il existe dans le plasma sanguin trois protéines: la *sérumalbumine*, la *sérumglobuline* et le *fibrinogène*.

La chaleur coagule la première (ou le mélange des différentes sérumalbumines, selon Halliburton) depuis 73° jusqu'à 84°, la seconde depuis 60° jusqu'à 75°, et la troisième à 56°.

Le chlorure de sodium ne coagule pas même à saturation la sérumalbumine, mais bien la sérumglobuline à 30 % et le fibrinogène à 15 %.

Tous les colloïdes, au dire d'Ostwald, sont *métastables* [1] au sein des liquides qui les contiennent; mais, des trois colloïdes contenus dans le plasma, le fibrinogène, dont la transformation en fibrine détermine le coagulum, est le moins stable dans son association avec le liquide, et par conséquent le moins résistant aux agents de la coagulation. Mais la coagulation du fibrinogène ne peut s'attribuer ni aux actions susdites de la température ou de la concentration saline, non seulement parce que l'une et l'autre se trouvent dans le liquide sanguin à distance des points où le phénomène se produit, mais aussi, et surtout, parce qu'elles ne se produisent pas dans l'appareil circulatoire.

* * *

C'est une doctrine unanimement acceptée que la coagulation du fibrinogène est déterminée par une zymase exsudée par les plaquettes (et aussi selon quelques-uns, par les leucocytes), lorsque celles-ci entrent en contact avec des rugosités ou des aspérités qui détruisent leur organisation si délicate. Il est en outre indispensable qu'il existe dans le sang du calcium, pour que celui-ci puisse se coaguler; on sait en effet que les oxalates et fluorures alcalins, qui précipitent ce radical métallique, convertissent le sang en un liquide incoagulable.

C'est de ce fait qu'Arthus et Pagès ont conclu que la présence du calcium était indispensable à la coagulation; mais on leur objecta que la cause, pour laquelle le phénomène ne se produisait pas, ne tenait peut-être pas à l'absence du calcium, mais à l'action anticoagulante des sels alcalins que nous venons de mentionner. Bordet et Gengou [2] prouvent à l'évidence par de nouvelles expériences que les oxalates et fluorures empêchent la coagulation par là-même qu'ils précipitent le calcium, confirmant ainsi la conclusion soutenue par les deux investigateurs précédemment cités.

Les plaquettes blessées ne semblent pas seules capables de produire de la zymase coagulante; car les travaux de Delezenne et plus récemment ceux de Conradi [3] ont montré que le traumatisme des tissus et la pression des organes donnent lieu à des

(1) *Rev. Scientif.*, 1902, t. XVII, p. 641.
(2) *Ann. Inst. Past.* 1903, p. 822, et 1904, p. 26.
(3) *Beiträge zur Chem. Physiolog. u. Path.* Bd. I, p. 136-182.

produits coagulants, dont l'action est accélérée par le chlorure de calcium. D'après les observations d'Emile Duclaux [1], les quantités de zymase coagulante contenues dans les tissus sont en raison inverse de celles contenues dans les leucocytes.

Arthus supposa que la zymase empruntait du calcium au plasma pour le céder au fibrinogène et le convertir en fibrine, celle-ci étant une combinaison calcique de celui-là ; mais Hammarsten a démontré que les cendres de fibrinogène et de fibrine contiennent la même proportion de calcium. Devant ce fait, Arthus se vit obligé à accepter l'idée de Pekelharing, établissant que la substance exsudée par les plaquettes n'est pas la zymase active, mais un zymogène qui a besoin d'absorber du calcium pour se convertir en zymase, et exercer son action sur le fibrinogène, de la même manière que la pepsine inactive dans un milieu neutre se converti en agent peptonisant par l'addition d'acide chlorhydrique.

Le zymogène est une nucléoalbumine qui, selon Pekelharing, peut être isolée, par refroidissement à 0°, du plasma oxalaté ou peptoné, dont il se sépare sous forme granulaire. C'est par l'addition de sels de calcium qu'il acquiert ses propriétés coagulantes.

La zymase calcique est la zymase vraiment active, celle qui détermine la transformation du fibrinogène du plasma en fibrine du coagulum.

* * *

Comment la zymase coagulante opère-t-elle? Son action est celle de tous les *catalyseurs*, dont l'œuvre consiste à provoquer ou à accélérer les effets, sans rien comprendre à son mécanisme intime. Il serait inopportun d'essayer ici une explication du processus de l'action de la zymase susdite. C'est là un problème spécial, se rattachant à la grande question de l'action de toutes les zymases; et celui qui résoudra ce problème par rapport à l'une d'elles aura le mérite de mettre au clair le rôle, aujourd'hui obscur, que jouent les catalyseurs dans le cours des processus biochimiques. Révéler le mécanisme des actions zymasiques, ce sera dissiper les ténèbres, en apparence impénétrables, au milieu desquelles se déroulent les changements matériels des organismes.

---

1. *Traité de Microbiologie*, t. II, p. 663-[illegible].

Nous renvoyons donc le problème particulier de la zymase coagulante au problème général des actions zymasiques, dont la résolution dégagera la grande inconnue de la biologie; et je me bornerai à consigner qu'il n'y a pas lieu de s'étonner que la zymase en question ne coagule qu'une des trois protéines coexistantes dans le plasma. C'est que le fibrinogène est plus coagulable, comme nous l'avons dit plus haut; et aussi parce que, comme conséquence de l'asymétrie de leurs molécules, l'action de toutes les zymases est spécifique. C'est ce qui a fait dire à Emile Fischer [1] qu'il faut les considérer par rapport aux matières fermentescibles comme la clef par rapport à la serrure.

C'est à cause de l'action spécifique de la zymase coagulante sur le fibrinogène qu'on l'a dénommée *fibrinferment*.

* * *

Pour expliquer la transformation du fibrinogène en fibrine, arrêtons-nous aux études faites par les chimistes sur la coagulation des dissolutions (ou plutôt pseudodissolutions) colloïdales. Nous faisons abstraction des théories basées sur la charge électrostatique des ions émis par la dissociation des électrolytes; en effet, nous croyons ces théories peu applicables au cas présent, et tout au plus admissibles comme explication des actions déterminantes, non comme explication des actions efficientes. Nous nous attacherons donc aux théories chimiques et particulièrement à celle qu'a formulée Jacques Duclaux.

Dans ses études sur les conditions requises pour la formation du ferrocyanure de cuivre, en ajoutant peu à peu une dissolution très diluée de sulfate de cuivre à une dissolution de ferrocyanure de potassium, il observa que dès le premier moment commence la formation d'un ferrocyanure potassico-cuprique, qui se dissout, constituant une dissolution colloïdale avec une proportion minima de cuivre [2]; mais au fur et à mesure que celle-ci augmente par l'addition successive de quantités de sulfate il arrive un moment où se rompt le métastabilisme de la dissolution colloïdale, et où apparaît le précipité; celui-ci continue à se transformer au sein du liquide, perdant du potassium et gagnant du cuivre, jusqu'au point de la conversion totale du ferrocyanure de potassium

---

(1) *Zeitschr. f. physiol. Chem.* Bd. XXVI, p. 60.
(2) *Compt.-rend. de l'Ac.* t. CXXXVIII, p. 141.

(Cy^6FeK^4) en ferrocyanure de cuivre ($FeCy^6Cu^2$). Cette transformation graduelle entre les deux points extrêmes s'opère toujours de manière que dans les formes intermédiaires, $FeCy^6K^nCu^{n'}$, les proportions de potassium et de cuivre sont égales à la somme des 4 valences correspondantes à la saturation du radical ferrocyanogène ($FeCy^{6(IV)}$).

De ce fait et d'autres analogues J. Duclaux tire la conclusion que «la composition chimique d'un colloïde est variable dans les larges limites; elle doit être regardée comme une fonction *continue* de celle du liquide intergranulaire, auquel on ne peut rien ajouter sans que le colloïde en prenne une part» (1).

Le processus relatif à la coagulation est subordonné par J. Duclaux aux deux lois suivantes: (2)

1.ère La coagulation d'un colloïde est toujours accompagnée d'un changement de sa composition chimique.

2.me Ce changement de composition consiste dans la substitution, en proportions équivalentes, à certains des radicaux du colloïde de ceux de la substance coagulante.

Telle est l'importance accordée par l'auteur des lois précédentes à la substitution en question qu'il en vient à suggérer qu'elle pourra servir pour la connaissance de la structure chimique de substances complexes, moyennant la substitution de radicaux organiques par radicaux métalliques (3).

* * *

Voyons maintenant l'importance des doctrines précédentes au point de vue du mécanisme de la coagulation du sang.

Il est vrai que Hammarsten a prouvé que le fibrinogène et la fibrine contiennent une même proportion de calcium, mais en même temps il fit voir que la seconde contient une plus grande proportion de matière minérale que le premier (4), apportant ainsi, mais sans le faire remarquer, un nouveau témoignage en faveur de l'observation de Freund par rapport aux phosphates contenus dans la fibrine.

---

(1) *Recherches sur les substances colloïdales.* Paris, 1904, p. [illegible].
(2) *Ibid.* p. [illegible].
(3) *Compt. rend. Ac. Sc.* t. CXXXVIII, p. 571.
(4) *Zeitsch. f. physiol. Chem.* Bd. XXII, p. 333.

Dans l'analyse du fibrinogène et de la fibrine de même provenance, Hammarsten trouva les proportions de cendres suivantes :

	Cendres p. 100		Cendres p. 100
Fibrinogène (a)........	0,347	Fibrine (a)........	0,132
Fibrinogène (b)	0,316	Fibrine (b)........	0,579

On n'a pas, à mon avis, accordé à ces données toute l'attention qu'elles méritent.

Dans la matière organisée il y a toujours une proportion de matière minérale, petite dans les tissus tendres, et grande dans les tissus durs.

En moyenne, les muscles contiennent 1,2 % de sels minéraux, le tissu cartilagineux de 3 à 6 % et le tissu osseux 22 %.

Un fait digne de remarque, c'est qu'à mesure qu'augmente la proportion de matière minérale, la constitution chimique de la matière organique se simplifie. Celle du tissu musculaire a toute la complexité des protéines ; celle du tissu cartilagineux est moins complexe que la précédente, mais elle l'est beaucoup plus que la matière organique des os ; l'osséine est une fraction du chondromucoïde.

Après avoir reconnu que dans la matière organisée n'existe pas le prétendu dualisme des substances organiques et minérales, mais que toutes forment un ensemble harmonique, à la façon des différents radicaux qui entrent dans la composition des molécules complexes, il est permis de supposer, en appliquant à la genèse de la matière des tissus les théories de J. Duclaux, que dans cette genèse, tout comme dans le processus de coagulation des colloïdes dissous, il s'opère une substitution partielle des radicaux ; les radicaux de la matière minérale venant à remplacer, en proportions équivalentes, ceux de la matière organique.

Une fois que l'on accepte cette hypothèse parfaitement d'accord avec les faits connus, et qu'on se rappelle que la proportion de matière minérale de la fibrine est supérieure à celle du fibrinogène, on peut sans transition brusque se représenter la coagulation du sang comme *commencement de formation de matière organisée, aux dépens du plus coagulable des albuminoïdes circulants : le passage de la dissolution au coagulum se trouvant déterminé par un commencement de substitution de la molécule du fibrinogène par des radicaux métalliques.*

La cause déterminante de cette coagulation doit être le pouvoir catalysant du fibrinferment, opérant à la manière des ferments intercellulaires qui collaborent dans les processus biochimiques de la cellule, et qui, selon Hofmeister (1), opèrent dans le cours de leur production successive l'épigenèse des formes organisées.

Comme le fibrinogène est une globuline et le fibrinferment une nucléoprotéide, la coagulation du sang peut être considérée, comme dit Bottazzi (2), comme un premier et vague indice de la propriété plastique des globulines et des nucléoprotéides. Et jusque dans la biréfringence des filaments de fibrine, observée par Hermann, se révèle la production de la matière anisotrope, génératrice de tous les éléments contractiles, depuis les fibres myoïdes des infusoires jusqu'à celles du tissu musculaire strié.

Lorsque l'action des zymases qui détermine la production de matière organisée est assujettie au *frein* autorégulateur du processus physiologique, elle s'exerce seulement dans la mesure de la nutrition et du développement des cellules ; mais, exercée à contretemps et dans les conditions violentes du sang extravasé, elle produit des caillots informes de matière qui chimiquement ressemble à la matière organisée, mais sans la forme dans laquelle elle se moule au sein des éléments cellulaires.

Et comme un argument de plus en faveur de cette conclusion, quoique la matière formée soit *anhiste*, on peut cependant tenir compte de l'intervention de l'eau. Les colloïdes appelés stables (qui sont surtout les matières protéiques) absorbent dans l'acte de la coagulation une plus grande quantité d'eau que les colloïdes appelés instables (c'est-à-dire les colloïdes minéraux), et l'eau retenue dans le coagulum, qui auparavant s'attribuait à *l'imbibition*, est rapportée aujourd'hui au genre de combinaisons qu'on appelle *composés d'absorption*. C'est un de ces hydrates qui doit se former dans le caillot de sang, de la même manière que ceux qui se forment à l'intérieur des tissus, et dans lesquels on est obligé de supposer que les albuminoïdes et l'eau sont unis chimiquement, pour expliquer la constance de leurs proportions respectives dans le cours des changements matériels de l'organisme.

* * *

S'il est vrai qu'à certains radicaux de la molécule du fibri-

(1) *Rev. gén. des Scien.* [illegible], p. [illegible]. *La chimie de la cellule.*

(2) *Chimica fisiologica*, vol. II, p. [illegible].

nogène viennent se substituer des radicaux métalliques, les radicaux substitués doivent se retrouver dans le liquide où se dépose le coagulum de la fibrine, et la démonstration de leur présence serait une preuve irrécusable de la thèse que nous soutenons.

Quoiqu'il soit impossible d'administrer la preuve directe que le cas exige, on peut citer certains faits qui témoignent indirectement en faveur de la transformation chimique que nous avons signalée.

D'après les observations de Fredericq et de Hammarsten, confirmées par Arthus [1], lorsque les dissolutions de fibrinogène, soigneusement purifiées de sérumglobuline, se coagulent au moyen du fibrinferment, tout le fibrinogène ne se convertit pas en fibrine, mais une partie, dans la proportion de 30 à 40 pour 100, se dissout et se convertit en une nouvelle matière albuminoïdale, appelée *fibringlobuline*, coagulable à 64° (température différente de 56°, à laquelle coagule son générateur), et douée d'une composition élémentaire, qui, d'après l'analyse de Hammarsten, diffère peu, il est vrai, mais n'est cependant pas absolument identique à celle du fibrinogène, ni à celle de la fibrine.

D'ailleurs, la composition élémentaire de ces deux matières albuminoïdales n'est pas identique non plus, comme il ressort des données suivantes de Hammarsten rapportées à 100 parties:

	C	H	N	S	O
Fibrinogène.........	52,93	6,90	16,66	1,25	22,26
Fibrine..............	52,68	6,83	16,91	1,10	22,48

Si nous rapprochons ces différences de celle, signalée plus haut, qui existe dans la proportion des cendres, et de celles observées par J. Duclaux dans le processus de la coagulation des colloïdes dissous, ne semblera-t-il pas logique d'admettre dans le passage du fibrinogène à la fibrine une substitution de radicaux organiques par des radicaux métalliques?

Et du moment que c'est précisément cette substitution qui produit la matière constitutive des éléments organisés, il s'en suit que le sang coagule par suite d'une transformation chimique corrélative à un véritable processus physiologique, mais qui se déroule dans le cas présent dans des conditions anormales. C'est ainsi que l'augmentation de la destruction intraorganique des éry-

(1) *Archiv. de Physiol.* 1895, p. 552.

throcytes produit l'engorgement du foie, parce que, dans l'état normal, cette glande a pour fonction de cataboliser l'hémoglobine.

***

On pourrait parler ici de l'action anticoagulante des albumoses, du sérum sanguin de l'anguille, des extraits de tissus et de l'extrait de sangsue; mais l'action de toutes ces substances, dont les effets sont en général beaucoup plus notables *in vivo* que *in vitro*, se rapportent aujourd'hui au processus inconnu de la formation des anticorps qui neutralisent le pouvoir coagulant du fibrinferment; et l'explication de ces phénomènes négatifs se réduit à l'hypothèse de l'annulation du pouvoir catalyseur de la zymase, qui détermine la production du coagulum de fibrine, aux dépens du fibrinogène, avec le concours de sels minéraux.

CONCLUSIONS

1.° La coagulation du sang est un phénomène physico-chimique, comme celui de la coagulation des colloïdes dissous.

2.° C'est le zymogène exsudé par les plaquettes qui, uni à la chaux, forme le catalyseur, qui détermine la production de la fibrine aux dépens du fibrinogène et des sels dissous dans le plasma.

3.° La coagulation d'un colloïde dissous est la suite d'un changement de composition, dans lequel certains de ses radicaux sont remplacés.

4.° La production de la fibrine est la suite de l'entrée de radicaux métalliques dans le fibrinogène, de la même manière que se produit la matière organisée.

5.° La coagulation du sang peut être considérée comme le moment initial d'un processus biochimique, dont les moments ultérieurs sont la formation de la matière des tissus tendres, celle du tissu cartilagineux, celle du tissu osseux, et enfin celle du tissu dentaire.

THEME I — LE ROLE DES LEUCOCYTES DANS LA NUTRITION

(Die Rolle der Leukocyten bei der Verdauung)

Par M. le Prof. LEON ASHER (Berne)

Die anatomische sowie die physiologische Untersuchung der Leukocyten weist darauf hin, dass ihre Stellung im Organismus und ihre Function eine Eigenartigkeit besitzt, welche sie merklich von den übrigen Zellen des Körpers unterscheidet. Keine andere Zelle besitzt einen so hohen Grad von Selbstständigkeit, von «Eigenleben», emancipirt von fast allen Bedingungen durch welche die anderen Zellen zu Festgebilden gefügt, in ihren stofflichen Bestandteilen erhalten, in ihren Thätigkeitsäusserungen planmässig geregelt werden. Hand in Hand mit dieser offenkundigen Sonderstellung geht einher die Ubiquität ihres Vorkommens, und die Mannigfaltigkeit ihrer Formen, die Raschheit ihres Entstehens und Vergehens und ihre Anteilnahme an den verschiedensten Processen. Alle diese Eigenheiten gestalten das Studium des Leukocyten zu einem sehr anziehenden und fruchtbaren Kapitel der allgemeinen Physiologie. Der Erforschung aber der speciellen physiologischen Funktionen, an denen die Leukocyten beteiligt sind, erwachsen aus den gleichen Gründen nicht geringe Schwierigkeiten.

Das specielle Problem, über welches zu berichten die Leitung unserer Sektion mich beauftragt hat, *die Rolle der Leukocyten bei der Verdauung*, gehört dank der erwähnten Schwierigkeiten noch zu den nicht hinreichend klar gelegten. Es wäre sehr verlockend und wohl auch recht belehrend, von den allgemeinen Gesichtspunkten der Leukocytenlehre auszugehen, um zu ermitteln, welche Rolle die Leukocyten bei der Verdauung spielen. Ich gedenke mich aber auf das genannte Sonderproblem zu beschränken und will nur dort die allgemeine Physiologie des Leukocyten zu Rate ziehen, wo es direct zum Verständnis der Thatsachen notwendig ist. Diese Beschränkung hat den Vorteil, dass sehr viele hypothetische Elemente, an denen die Lehre des Leukocyten reich ist, wegfallen, dafür aber aus einem übersehbaren und überall experimentell angreifbaren Gebiet Thatsachen gesammelt werden können, welche ihrerseits wiederum zur Aufklärung allgemein biologischer Fragen dienen dürften.

Die Rolle der Leukocyten bei der Verdauung wird mit Hilfe einer ganzen Reihe von Methoden untersucht. Es sind morphologische, chemische und experimentelle Verfahren angewandt worden und hier, wie auf anderen Gebieten der Physiologie, hat sich die Betrachtung der einheitlichen Function von der Methode nach verschiedenen Gesichtspunkten aus als sehr förderlich erwiesen. Die systematische Untersuchung des vorliegenden Problemes hat demgemäss zunächst die mit den verschiedenen Methoden gewonnenen Ergebnisse einzeln zur Kenntnis zu nehmen um dann dieselben gemeinsam zu verwerten.

Die wichtigste Grundlage unseres Wissens auf diesem Gebiete ist in der Morphologie gegeben und immer und immerwieder haben die Forscher das Mikroskop zu Rate gezogen. Das wesentlichste Interesse concentriert sich hierbei um die Verhältnisse der Leukocyten in der Darmwand und in den benachbarten Lymphdrüsen, als denjenigen Stätten, an denen sich die Verdauungs- und Resorptionsvorgänge abspielen. Die Verhältnisse der Leukocyten im Blute sind im Vergleiche hierzu nur von secundärem Interesse und sollen erst später berücksichtigt werden.

Die erste Frage, auf welche eingegangen werden muss, ist die nach den Zellarten, welche man im lymphatischen System des Darmes antrifft. Es ist ersichtlich, dass hiermit ein äusserst controverses Gebiet berührt wird. Denn über die Art und Weise, wie die lymphatischen Zellen einzuteilen sind, herrschen sehr widersprechende Ansichten und demgemäss giebt es auch mehrere Classificationsweisen dieser Zellen. Schwierigkeiten sind von vorne herein dadurch gegeben, dass wir kein wirklich zuverlässiges Einteilungsprincip besitzen. Während für andere Zellarten des Organismus morphologische oder genetische Gesichtspunkte wegleitend waren und zu einer exakten Classifikation führten, ist das für die Lymphzellen nicht der Fall. Genetische Gesichtspunkte sind hier trügerisch, weil die morphologischen Merkmale der an einem Orte nachweisbaren Zellen nicht constante sind, sodass sich dieselben Zellen an einem anderen Orte nicht immer identificiren lassen. Eben wegen dieser Inconstanz der morphologischen Gestaltung, wegen der Variabilität der Formverhältnisse des Kernes und des Protoplasmas unter verschiedenen functionellen Bedingungen, ist die Einteilung nach morphologischen Befunden ungenügend. Die auf Grund von Farbenreactionen von Ehrlich geschaffene Einteilung bestimmter Leukocytenarten nach chemischen Gesichtspunkten ist zwar ein sehr willkommen zu heissender und wohl auch rationneller Versuch, und hat auch ausserordeutlich fruchtbar in seiner praktischen Anwendung gewirkt. Aber bei der Erörterung der vorliegenden physiologischen Frage scheint es gerathener, sich auch von dieser Classifikation zu emancipieren. Nicht allein deshalb, weil die Lehre von der specifischen Granulation der Leukocyten eine umstrittene, von vielen Forschern nicht angenommene ist, sondern vor allem deshalb, weil die Ehrlich'sche Lehre specifischer Granula keine rein chemische ist, sondern gleichzeitig physiologische Voraussetzungen enthält, deren Annahme der Deutung physiologischer Befunde schon bestimmte Bahnen anweist. Von einer derartigen Einschränkung uns fern zu halten haben wir alle Ursache.

Da aber zu einer Beschreibung des Anteils der Leukocyten an den Verdauungsvorgängen eine Unterscheidung der verschiedenen Zellformen notwendig ist, muss man notgedrungen zur Orientirung mit irgend einem, wenn auch ungenügenden Einteilungsprincip fürlieb nehmen. So haben es auch die meisten Forscher gehalten, welche sich mit dieser Frage zu beschäftigen hatten. *Heidenhain* z. B. hat die Parenchymzellen der Zotten in drei Hauptgruppen gesondert, Wanderzellen, sesshafte Zellen und Phagocyten; neben dieser Einteilung nach functionellen Gesichtspunkten hat er sich aber auch gleichzeitig einer Unterscheidung der Zellformen nach tincturellen Merkmalen durch Färbung mit Ehrlich-Biondi'schem Gemisch bedient. *Ich* selbst habe in meinen Untersuchungen mit *Erdély* und *Firleiewitsch* die einzelnen leukocytiven Zelltypen in der Darmschleimhaut nach gewissen strukturellen und tinkturellen Merkmalen von einander unterschieden. Wenn man bei einer physiologischen Untersuchung nur den Funktionszustand des Gewebes als variable einführt, die Fixirungs- und Färbungsmethoden aber möglichst gleichartig sein lässt, besorgen die etwa gefundenen Unterschiede an den Zellen, dass gewisse Funktionsänderungen gewisse strukturelle und tinkturelle Bilder ergeben. Mag dieses Princip, wie betont werden mag, als Classifikationsprincip auch ungenügend sein, als Mittel zur Orientirung für das was physiologisch wichtig ist, ist es hinreichend und unbedenklich. Ja es eröffnet sich sogar die Hoffnung auf diesem Wege, durch Heranziehung des Einflusses wohlbekannter, experimentell beherrschbarer Funktionszustände zu einer rationellen Einteilung der Lymphzellen zu gelangen.

Die Lymphzellen, welche in der Darmschleimhaut vorkommen sind folgende: 1) Zellen mit stark tingirbarem Kern und geringem Protoplasmaleibe, und solche mit grossem Protoplasmaleibe (grosse und kleine Lymphocyten); 2. Zellen mit grossem, blassem Kern, mit mehr oder weniger dichtem Chromatinnetz und einem Protoplasmaleib, welcher eine sehr verschieden grosse Ausdehnung haben kann, das Protoplasma kann verschiedene Einschlüsse enthalten. Je nach der Form des Kernes, beziehentlich der Kerne, kann man wiederum mehrere Unterabteilungen unterscheiden. Besonders häufig tritt bei dieser Art der Lymphzellen des adenoiden Gewebes im Kerne ein bläschenartiges Aussehen des Kernes auf; 3. Zellen, deren Protoplasma mehr oder weniger reichlich Granula enthält.

Diese Zellenart in der Darmschleimhaut ist von *Ellenberger* entdeckt und seither näher von *Heidenhain*, von *Stutz* und von *Asher* und *Erdély* untersucht worden. Die Natur dieser Granula ist noch nicht bekannt. *Heidenhain* und *Ehrlich* selbst halten sie nicht für identisch mit denjenigen, welche in den eosinophilen Zellen des Blutes vorkommen. Alle Autoren scheinen darüber einig zu sein, dass diese Granula acidophil sind, denn sie färben sich am stärksten mit sauern Farbstoffen. Bei Anwendung der Heidenhain'schen Eisenlack-Methode färben sich die Granula intensiv schwarz; ein hinterher einwirkender saurer Farbstoff verdrängt aber das Haematoxylin mehr oder weniger. Basophile und neutrophile Granulationen sind im Zottenstroma und in der Darmschleimhaut noch nicht als ein regelmässiges Vorkommen beschrieben worden.

Die mesenterialen Lymphdrüsen enthalten dieselbe Art von Zellen, welche bei allen anderen Lymphdrüsen vorkommen und oft beschrieben worden sind.

Es könnte die Frage aufgeworfen werden, ob nicht die Lymphzellen im Darm der einzelnen Thiere sich von einander unterscheiden. Jedes tiefere Eindringen in den Aufbau der thierischen Organismen hat uns immer zahlreichere individuelle Unterschiede kennen gelehrt. Bei einer Thierart, nämlich dem Meerschweinchen, sind thatsächlich in der Darmschleimhaut ungewöhnlich grosse Phagocyten von *Heitzmann* und von *Heidenhain* beschrieben worden. Sonst liegt wenig Material zu einer vergleichenden Cytologie nach dieser Richtung vor. Ich habe bei einer Reihe von Thieren Erfahrungen gesammelt; mein Material erstreckt sich auf Wirbellose und auf Vertreter der verschiedenen Wirbelthierklassen, ich habe aber den Eindruck gewonnen, dass im wesentlichen die im Darme vorkommenden Lymphzellen bei den verschiedenen Thieren gleichartig sind. Es steht vielleicht diese Gleichartigkeit — vorausgesetzt, dass sie keine scheinbare, bloss auf der Mangelhaftigkeit unserer Methoden beruhende ist — in Zusammenhang mit der Selbstständigkeit, dem Losgelöstsein der Lymphzellen aus dem übrigen Zellverbande.

Die mikroskopische Untersuchung soll uns nun darüber Auskunft geben, wie sich die Verhältnisse der Lymphzellen im ruhenden und im thätigen Darme gestalten. Über die Mengenverhältnisse haben die grundlegenden Untersuchungen von *Hofmeister* Aufschluss gegeben. Er wies nach, dass das Lymphgewebe im Darm gut gefütterter Katzen ausserordentlich viel reichlicher entwickelt ist als dasjenige von hungernden. Diese Feststellung gilt sowohl für das diffuse adenoide Gewebe wie für die solitären und agminirten Noduli. Die Abbildungen *Hofmeister's* zeigen, dass der Umfang der Noduli und ihre Zahl bei gefütterten Thieren viel grösser als bei Hungerthieren ist; auffallend ist auch die weit grössere Anzahl von Kerntheilungsfiguren in den Noduli gut gefütterter Thiere. *Heidenhain* hat dann in seiner grossen Arbeit zur Histologie und Physiologie der Dünndarmschleimhaut gleichfalls constatirt, dass in der Schleimhaut des Darmes gut gefütterter Thiere der Zellenreichtum des adenoiden Gewebes grösser ist als beim Hungerthier. Den Unterschied fand er am grössten in der subglandularen Hinsicht.

Heidenhain fügte diesen Beobachtungen eine Reihe weiterer, sehr wichtiger Befunde hinzu. Nicht allein die Zahl der Zellen ist beim Hungerthiere geringer, sondern auch die Grösse der einzelnen Zellen. Noch bemerkenswerter ist aber, dass beim gefütterten Thiere die grosse relative Anzahl der rothkörnigen oder acidophilen Zellen der Darmschleimhaut ein besonderes Gepräge verleiht. *Heidenhain* hat die Bedingungen, von denen das Auftreten der rothkörnigen Zellen abhängt, durch eine Reihe von Experimenten näher analysirt. Er fand, dass die Qualität der Nahrung keinen hervorragenden Einfluss auf das Erscheinen der rothkörnigen Zellen hatte. Jede Art von Thätigkeit der Zotten, sowie unverdauliche Ingesta, welche die Darmschleimhaut stark reizen, vermehrten die Zellen mit acidophilen Granula erheblich. Auffallenderweise fand er, dass bei überreicher Fleischdiät ihre Frequenz sank. *Ich* und *Erdély* fanden wie *Hofmeister* und *Heidenhain*, dass die Darmschleimhaut gefütterter Thiere sich durch ihren Zellenreichtum von derjenigen ungefütterter unterscheidet. Als wesentlicher als die Gesamtzahl der überhaupt vorkommenden Zellen erkannten wir einerseits die absolute Häufigkeit der einzelnen Zellarten, andererseits das Verhältniss der einzelnen Zellarten zur Gesamtzahl. An der Ratte, einer zu den hier benötigten physiologischen, wie mikroskopischen Untersuchungen sehr günstigen Thierart, fanden wir, dass jeder Ernährungsart ein typisches Verhalten des lymphatischen Apparates der Darmschleimhaut in Bezug auf Anzahl der Zellen und in Bezug auf relative Häufigkeit der einzelnen Zellarten entspricht. Durch genaue Zählungen wiesen wir nach, dass für die Zotte der mit Fleisch gefütterten Ratte characteristisch sind die absolute und vor allem die relative Zahl der granulirten Zellen unter den jeweilig in einer Zotte vorhandenen Zellen, ferner die grosse Zahl der kleinen Lymphocyten. Im Darm der mit Fett (Speck) und mit Kartoffeln gefütterten Ratten treten die granulirten Zellen zurück; die hervorstechendsten Merkmale des Fettdarmes sind das zahlreiche Auftreten des grossen Lymphocyten und das ganz entschiedene Zurücktreten der kleinen Lymphocyten. Der Darm der mit Kartoffeln gefütterten Ratte erhält sein characteristisches Gepräge durch die grosse Anzahl kleiner Lymphocyten und von Zellen mit grossem, blassem, bläschenförmigem Kern. Im Gegensatz zu *Hofmeister*, zu *Heidenhain* und zu *Asher* und *Erdély* haben *Goodall*, *Galland*, und *Paton* im adenoiden Gewebe gefütterter Hunde die beschriebenen Unterschiede gegenüber dem Hungerdarm nicht finden können. Es scheint dies daran zu liegen, dass ihre Untersuchungen rücksichtlich dieses Punktes nicht hinreichend umfassend waren. Die anderen Forscher geben alle an, dass wegen der grossen individuellen Schwankungen nur das Studium eines grossen Materiales die etwas mühsam zu erlangende Auskunft geben könne. Hingegen stimmen *ich* und *Erdély* mit den letzgenannten Autoren überein, dass in Bezug auf die Häufigkeit mitotischer Figuren der Darm gefütterter und hungernder Thiere keinen merklichen Unterschied aufweist. Im Vergleich zu den zahlreichen Kernteilungsfiguren, die man im Drüsenepithel antrifft, sind überhaupt die Kernteilungen in den Lymphzellen des Darmes relativ selten. Auf Grund meiner Erfahrungen bin ich daher geneigt, mich der Ansicht von *Arnold* und von *Rawitz* anzuschliessen, dass die Karyokinese nicht das durchgängige Entstehungsprincip der lymphatischen Zellen sei, sondern dass auch die amitotische Teilung häufig vorkommt.

Ausser in der eigentlichen Schleimhaut und in den Noduli finden sich die Lymphzellen noch im Epithel. Dies Verhalten ist sehr häufig untersucht und beschrieben worden; sehr schöne Abbildungen hiervon hat *Heidenhain* gegeben. Die Lymphzellen liegen zumeist in den Epithelzellen selbst, seltener zwischen den

Zellen; in gut fixirten Präparaten sieht man innerhalb des Protoplasmas der Epithelzellen die Wege sehr deutlich, welche sich die durchtretende Lymphzelle bahnt. Diese Zellen sind zumeist solche vom Typus der kleinen Lymphocyten; ab und zu sind es auch granulirte, acidophile Zellen. Das Auftreten dieser Sonderzellen im Epithel findet bei jeder Art von Darmthätigkeit statt, insbesondere auch beim Hunger. Es ist von einigen Autoren sogar behauptet worden, dass gerade der Hungerzustand diese Auswanderung begünstige.

Nach meinen Erfahrungen ist die Zahl der intraepithelialen Lymphzellen unabhängig vom functionellen Zustande des Darmes. Besonders erwähnungswert erscheint mir, dass ich öfters gerade im Darm nach Kartoffelfütterung ausserordentlich viele Wanderzellen angetroffen habe und keinesfalls bei der Fettverdauung ein Ueberwiegen der Auswanderung von Lymphzellen aus dem Zottenstroma in das Deckepithel. Eine Stelle an welcher die Lymphzellen vorzugsweise noch auswandern, ist das Epithel, welches die Kuppen der Lymphknötchen deckt. Nach allgemeiner Annahme handelt es sich bei diesem Uebertritt von Lymphzellen in das Deckepithel und durch dieses hindurch in das Darmlumen um ein aktives Wandern. Diese Annahme ist aus vielen Gründen berechtigt. Es könnte auch an ein rein passives Fortschwemmen der Lymphzellen gedacht werden, da, wie bekannt, fortwährend, auch im Hungerzustande, ein Absonderungsprocess in das Darmlumen verläuft. Es hat aber *Höhr*, dem wir die umfassendsten Studien über diese Wanderzellen verdanken, nachgewiesen, dass überall, wo adenoide Substanz unmittelbar unter dem Epithel sich befindet, also auch dort, wo kein eigentlicher Secretionsstrom zu Stande kommt, eine normale Auswanderung der Leukocyten statt hat. Auch die Form der Bahn, welche in gut fixirten Präparaten innerhalb der Epithelzelle sehr deutlich sich markirt, spricht für eine aktive Auswanderung. Die Zellformen, welche ich in *meinen* eigenen Untersuchungen und in denen gemeinschaftlich mit *Erdély* und *Firleiewitsch* im Epithel gesehen habe, sind diejenigen der kleinen Lymphocyten und der granulirten Lymphzellen. Hieraus geht hervor, dass für die Lymphzellen des Darmes derjenigen Zellart, welche morphologisch identisch mit den kleinen Lymphocyten des Blutes ist, die Wanderungsfähigkeit nicht abgesprochen werden kann.

Das Verhalten der Mesenterialdrüsen haben *ich* und *Firleiewitsch* einer näheren Untersuchung unterzogen. Schon die makroskopische Beobachtung kann hier sehr auffallende Unterschiede enthüllen, allerdings nur bei gewissen Thierklassen. Am ausgeprägtesten haben wir das bei Meerschweinchen gesehen. Wenn man von zwei Meerschweinchen von gleichem Wurf und gleicher vorausgehender Ernährungsart das eine drei bis vier Tage hungern lässt, das andere aber füttert, so sieht man beim gefütterten Thiere zwei bis drei Mal mehr Mesenterialdrüsen als beim Hungerthiere und die durchschnittliche Grösse der einzelnen Drüsen beträgt etwa das Doppelte als beim Hungerthiere. Es ist sehr bemerkenswert, dass ein derartig erheblicher Unterschied in der kurzen Zeit weniger Tage sich ausbildet. Weniger auffallend, aber immer noch sehr deutlich, sind die Unterschiede bei jungen Katzen. Bei Hunden haben wir nicht mit Sicherheit irgendwelche makroskopische Verschiedenheit nachweisen können. Da aber beim Hund die Mesenteriallymphdrüsen relativ im Vergleich zu den beiden anderen Thierarten sehr zurücktreten, hat der negative Befund seinen Grund wohl darin, dass auch die functionelle Stellung derselben eine andere ist. Die mikroskopische Untersuchung ergiebt eine Reihe von Aufschlüssen. Was die in den Mesenterialdrüsen vorkommenden Lymphzellen anbetrifft, so verweise ich in Bezug auf Eintheilung auf das, was ich früher auseinandergesetzt habe. Ich habe dieselben derart unterschieden, wie in der Darmschleimhaut, was um so berechtigter war als ich mich dadurch der herkömmlichen Eintheilungsart für die Lymphdrüsenzellen angeschlossen habe. Die wesentlichste Verschiedenheit zwischen den Mesenteriallymphdrüsen hungernder und gefütterter Thiere besteht darin, dass das Protoplasma von allen eigentlichen Lymphzellen in ersteren geringer ist als in letzteren. Besonders ausgeprägt sieht man dies in den Marksträngen und Lymphbahnen. Am schärfsten tritt der Unterschied hervor beim Vergleich der Lymphbahnen in zwei Lymphdrüsen, von denen die eine einem gefütterten, die andere einem Hungerthiere angehörte. Die Lymphocyten mit grossem Protoplasmaleibe, welche in den Keimzentren nur vereinzelt vorkommen und hauptsächlich in den Marksträngen zu sehen sind, sind bei einem gefütterten Thiere etwa zwei Mal so zahlreich wie bei einem Hungerthiere. Fast noch schärfer tritt der Unterschied hervor beim Vergleich der *relativen* Menge dieser grossen, protoplasmareichen Lymphzellen. Es mag hier nochmals betont werden, dass bei allen quantitativen Untersuchungen an den lymphatischen Elementen die *relativen* Verhältnisse das maassgebende sind, während die absoluten Mengen weniger klare Einblicke gewähren.

weil sie zu sehr von individuellen Momenten abhangen können. Ausser der Menge, beziehentlich der relativen Menge von grossen protoplasmareichen Lymphzellen ist typisch für die Fütterungslymphdrüse die relative Menge von grossen, granulirten Lymphzellen. An den Kernen lassen sich keine Unterschiede wahrnehmen. Die Unveränderlichkeit des Kernes spricht dafür, dass er weniger an den rasch wechselnden functionellen Aufgaben der Lymphdrüsen beteiligt ist, als das Protoplasma. Irgend eine Abhängigkeit von der Beschaffenheit der Nahrung konnten wir nicht nachweisen. Gar kein Unterschied zeigte sich in der Anzahl und in der Ausbildung der Keimzentren sowie in der Menge der dort befindlichen Kernteilungsfiguren. Wir haben bei Hungerthieren eine mindestens ebenso reichliche Entwicklung gesehen wie bei den best gefütterten Thieren. Hingegen zeigen verschiedene Lymphdrüsen eines und desselben Individuums stets, unabhängig vom Ernährungszustande, fast dasselbe Verhalten der Keimzentren. Hierdurch erklärt sich vermutlich der einzige scheinbare Gegensatz zwischen den Befunden *Hofmeister's* und den unsrigen. *Hofmeister* beschreibt und beweist eine sehr grosse Abnahme der Keimzentren und Kernteilungsfiguren im Lymphgewebe der Darmschleimhaut hungernder Thiere. Nun hat er aber Thiere untersucht, welche ausserordentlich lange, z. B. 15 Tage lang gehungert hatten, sodass wohl eine tiefgreifende Umänderung des ganzen Individuums Platz gegriffen hatte. Wir haben unsere Thiere nur wenige Tage hungern lassen. Es ist biologisch wohl verständlich dass derjenige Apparat, welcher die Entstehung der Zellen zu bewerkstelligen hat, weniger leicht durch wechselnde Funktionszustände innerhalb der physiologischen Breite in Mitleidenschaft gezogen wird.

Das Verhalten der Lymphzellen in der Darmschleimhaut ist nicht das einzige, was bei der Erörterung der Rolle der Leukocyten bei der Verdauung zu berücksichtigen ist; es muss auch noch kurz der Mengenverhältnisse der Leukocyten im Blute gedacht werden. Die Verdauungsleukocytose ist eine oft beobachtete und bestätigte Thatsache; die Beurteilung ihrer Bedeutung wird dadurch erschwert, dass die sogenannte Hyperleukocytose bei sehr vielen biologischen Problemen eine Rolle gespielt hat und noch spielt. Wir haben uns hier auf die Verdauungsleukocytose zu beschränken. Nach den Untersuchungen von *Pohl* und von *Noel Paton* und seinen Mitarbeitern soll diese Verdauungsleukocytose ausschliesslich nach Fleisch, Pepton und Leimpeptongenuss auftreten. Dieselbe lässt sich in allen Gefässgebieten beobachten, wodurch der Nachweis geliefert wird, dass es sich hierbei um eine absolute Vermehrung der Leukocyten im Blute handelt und nicht etwa durch eine scheinbare, vorgetäuscht durch eine ungleichmässige Verteilung in verschiedenen Gefässprovinzen. Fragen, deren Beantwortung verschieden ausgefallen ist, sind die nach den Orten, wo die Vermehrung am ausgeprägtesten sei und nach der Herkunft des Leukocyten. *Pohl* hat in einer sehr gründlichen Untersuchung gezeigt, dass während der Verdauung in einer Mesenterialvene die Leukocytenzahl grösser ist, als in der zugehörigen Mesenterialarterie. Er zog daraus folgerichtig den Schluss, dass die Vermehrung herrühre von einem Uebertritt aus der Darmschleimhaut, der nachweislichen Stätte gesteigerter Traduction von Lymphzellen. In einer jüngsten Untersuchung gelangten *Noel Paton* und *Goodall* zu einem abweichenden Ergebnisse. Sie fanden während des Stadiums der Verdauungsleukocytose keinen Unterschied in der Leukocytenanzahl in Mesenterialarterie und Vene, hingegen einen Unterschied in der Knochenmarksvene gegenüber der zugehörigen Arterie. Sie schliessen hieraus, wie aus dem mikroskopischen Bilde des Blutes während der Verdauungleukocytose, dass dieselbe eine myelogene sei. Die Verdauungsleukocytose wäre demnach gleicher Art wie sie als Reaction gegenüber einer ganzen Reihe von schädlichen, den Organismus treffenden Einflüssen in Erscheinung tritt. Mit der Thatsache zusammengehalten, dass die Verdauungsleukocytose nur nach Fleisch und Peptongenuss sich ereignet, würde dieselbe als eine zwar notwendige, aber das eigentliche Verdauungsgeschäft nur begleitende Nebenerscheinung aufzufassen sein. Es ist nicht unwahrscheinlich, dass die Befunde von *Noel Paton* und *Goodall* den richtigen Sachverhalt darstellen, aber einwandsfrei ist ihre Beweisführung nicht. Die Werte, welche sie für die Zahl der Leukocyten in einer Knochenmarksvene während der Verdauung erhalten, scheinen mir innerhalb der Variationsbreite zu liegen, welche auch ausserhalb der Verdauungszeit vorkommt. Übrigens ist die Thatsache des grössten Leukocytenreichtums in den Knochenmarksvenen schon vor einer Reihe von Jahren von *Neumann* nachgewiesen worden. Es werden weitere Untersuchungen abzuwarten sein, ehe man sich ein definitives Urteil wird bilden können.

Eine zunächst mehr morphologische Frage ist die nach der Herkunft und dem Schicksal der Lymphzellen des Darmes. *Hofmeister*, *Heidenhain*, sowie *ich* und *Erdély* sind der Meinung, dass sie in der Darmschleimhaut selbst entstehen und zwar sowohl in den Follikeln als auch im diffusen adenoiden Gewebe. Von *Hofmeister* und *Heidenhain* werden hierfür die zahlreichen Mitosen im Darme gut gefütterter Thiere als Beweis beigebracht. Wie schon oben erwähnt wurde, haben *Noel Paton* und seine Mitarbeiter, sowie *ich*, *Erdély* und *Firleiewitsch* einen merklichen Unterschied in der Mitosenzahl im hungernden und im Futterdarme nicht beobachten können. Da aber amitotische Teilung aus guten Gründen angenommen werden darf, sind die letztgenannten Beobachtungen nicht gegen die Annahme einer intestinalen Entstehung der Lymphzellenproduction zu verwerten. Ich habe neuerdings versucht, mit Hilfe einer experimentellen Methode, Aufschluss zu erhalten. Von *Magnus* ist gezeigt worden, dass der Darm in einer Lösung von bestimmtem Salzgehalt *(Ringerlösung)* bei Durchleitung von Sauerstoff stundenlang überlebend bleiben kann. Ich habe nun in den überlebenden Darm hungernder Thiere verschiedene Nährstoffe eingebracht und dieselben einige Zeit unter den genannten Bedingungen dort belassen. Der Vergleich des histologischen Bildes des Hungerdarmes und des mit Nahrung gefüllt gewesenen Darmes scheint mir, soweit meine bisherigen, noch nicht abgeschlossenen Erfahrungen mir ein Urteil gestatten, dafür zu sprechen, dass mehr Leukocyten sich anhäufen, während der Darm in Thätigkeit ist. Hieraus würde ein neuer Beweis dafür erbracht sein, dass die Leukocytenvermehrung in der Darmzotte während der Verdauung *in loco* entsteht, keinesfalls aber die Blutbahn der wesentlichste Entstehungsort ist.

So wenig wir genau unterrichtet sind über die Entstehung der Lymphzellen in der Darmschleimhaut, ebensowenig sind wir über das Vergehen derselben genau orientirt. Der Abfluss auf dem Wege der Blutbahn ist, wie ich oben ausführte, zweifelhaft geworden. Sicher ist, dass die durch die Darmschleimhaut durchtretenden und in das Darmlumen gelangten Lymphzellen dem Untergang verfallen sind. In Betreff der acidophilen Lymphzellen geben die histologischen Bilder einigen Aufschluss. Man sieht in den Tiefen der Schleimhaut sehr häufig in den Lymphspalten die acidophilen Lymphzellen, sieht ferner sehr zahlreich dort die acidophilen Granula frei ohne Zelle und gelegentlich Lymphzellen mit in Austritt begriffenen Granula. Hieraus kann gefolgert werden, dass diese Art Zellen in den tiefen Lagen der Schleimhaut sich umändern und zu Grunde gehen.

Um die etwaige Rolle der Leukocyten bei der Verdauung beurteilen zu können, sind jedenfalls die chemischen Eigenschaften derselben in Betracht zu ziehen. Vornehmlich dürfte hierbei der Fermentgehalt der Lymphzellen von Interesse sein. Ganz entsprechend der Eigenschaft der Lymphzellen eine sehr selbstständige Sonderexistenz zu führen, sind sie im Besitz einer sehr grossen Anzahl von Fermenten befunden worden. Man hat in ihnen eine Amylase nachgewiesen (*Rossbach, Arthus, Zabolotny, Deutsch, Loriot, Jacob*); Fibrinferment, Oxydase (*Portier, Achalme*), glykolytisches Ferment, Enterokinase (*Delezenne, Stassano* und *Brillon*), Kinase für Pankreas und Speichelamylase (*Pozerski*), proteolytische Fermente (*Ascoli* und *Mareschi, Kutscher* und *Seemann*), ein Gelatine verflüssigendes Ferment (*Delezenne*), Lipase in den Mesenterialdrüsen, sowie zahlreiche Cytasen. Aus dieser Aufzählung geht hervor, dass der Fermentgehalt der Leukocyten sie wohl geeignet erscheinen lässt, eine Rolle bei der Verdauung zu spielen. Von grösster Bedeutung scheinen mir hierbei die nachgewiesenen Kinasen zu sein, deren Vorhandensein offenbar in Zusammenhang zu bringen ist mit den Verdauungsfermenten, welche der Activirung bedürfen. Was die übrigen Fermente betrifft, so lässt sich deren Bedeutung für die Verdauung nicht ohne weiteres behaupten; sie könnten bei der Verdauung unbeteiligt sein und entweder nur im Dienste der Stoffwechselprocesse des Eigenlebens der Leukocyten stehen oder auch nur deshalb in den Lymphzellen vorhanden sein, weil sie dort zur Unschädlichmachung aufgestapelt werden. Es bedarf weiterer Untersuchungen, um den Wert der in den Lymphzellen nachweisbaren Fermente für die Verdauung und Resorption aufzuklären.

Nachdem ich versucht habe, kurz die Thatsachen zu berichten welche über das Verhalten der Lymphzellen während der Verdauung bekannt geworden sind, habe ich zum Schlusse kurz die Vorstellungen zu erörtern, welche über die Rolle der Leukocyten bei der Verdauung gebildet worden.

Die Beteiligung der Leukocyten an der Fettverdauung ist lange Zeit behauptet worden und hat auch jetzt noch gelegentliche Anhänger. *Schäfer* und *Zawarykin* haben sich hauptsächlich am Ausbau dieser Lehre bethätigt. Aber die Thatsachen, auf welche sich diese Lehre stützt, entbehren, wie neuere Untersuchungen gelehrt haben, der Beweiskraft, und andererseits giebt es direct Thatsachen, welche dagegen sprechen. *Heidenhain* hat gezeigt, dass der Nachweis von Fett in den Leukocyten nicht geliefert worden ist, indem nicht alles, was Osmium färbt — auf diesen Beweis hatte man sich früher verlassen — Fett ist. Weder *Hofmeister*, noch *Heidenhain* sahen, dass gerade die Fettverdauung den Zellreichtum des lymphadenoiden Gewebes der Darmschleimhaut am höchsten werden lässt. *Ich* und *Erdély* beobachteten bei Ratten nach Kartoffelfütterung regelmässig eine viel grössere Zahl emigrirender Lymphzellen als nach Speckfütterung. Es ist übrigens, seitdem *Moore* und *Rockwood*, sowie *Pflüger* die vollständige Spaltung und Lösung der Fette im Darmlumen mit Hilfe des Pankreassaftes und der Galle wahrscheinlich gemacht und *Kockl* die Fettaufnahme und Synthese in den Epitelzellen der Darmschleimhaut histologisch verfolgt haben, kein Bedürfniss vorhanden andere Factoren bei der Fettverdauung und Resorption heranzuziehen.

Eine äusserst fruchtbare und auf einem umfangreichen Thatsachenmateriale aufgebaute Vorstellung hat *Hofmeister* geschaffen. *Hofmeister* lässt das lymphatische Gewebe des Darmes hauptsächlich bei der Resorption beteiligt sein. Eine wichtige Aufgabe erfüllt es durch die Synthese der Peptone. Ich habe oben die Thatsachen morphologischer Art berichtet, welche *Hofmeister* gefunden hat und denen sich im wesentlichen *Heidenhain*, sowie *ich* und *Erdély* angeschlossen haben. Was uns letztgenannte betrifft, so stehen unsere Beobachtungen insofern ganz im Einklang mit *Hofmeister's* Vorstellungen als wir gerade bei der Eiweissverdauung die markantesten Erscheinungen beobachteten. Wenn nun auch alle sichergestellten Thatsachen die Beteiligung des lymphadenoiden Gewebes der Darmschleimhaut bei der Verdauung erweisen, so ist doch damit die specielle Form der *Hofmeister*'schen Theorie nicht als die unzweifelhaft zutreffende anzuerkennen. *Heidenhain* hat dieselbe einer Kritik unterworfen und berechnet, dass der Lymphzellengehalt der Darmschleimhaut nicht genüge, um die grossen Eiweissmengen, welche zur Aufnahme gelangen können, zu verarbeiten. Die *Heidenhain'sche* Kritik hat sehr vielfache Zustimmung gefunden. Dem wäre allerdings entgegenzuhalten, dass *Pohl* bei einem Thiere von 5 Kg. das während einer 6 stündigen Verdauungszeit in Betracht kommende Trockengewicht der weissen Blutkörperchen approximativ zu 15 grm. berechnete. Dies konnte vielleicht den Eiweissbedarf annähernd decken, da ein Thier von 5 Kg. Gewicht in Stickstoffgleichgewicht mit 100 grm. Fleisch = 25 grm. Trockensubstanz = 20 grm. Eiweiss gebracht werden kann. Ferner zeigte *Heidenhain's* Schüler *Shore*, dass Pepton unverändert die Lymphdrüsen passirt. Eine weitere Schwierigkeit ist der Hofmeister'schen Vorstellung dadurch erwachsen, dass die Anschauungen, welche wir über die Verdauungsvorgänge besitzen, seit der Aufstellung seiner Theorie Wandel erlitten haben. Früher nahm man an, dass ein sehr grosser Teil des eingeführten Eiweisses nur bis zur Stufe der Albumosen und Peptone abgebaut würde. Da nun im Blute sich keine Albumosen und Peptone nachweisen liessen, weder auf chemischem noch auf physiologischem Wege, liess sich eine Rückverwandlung der Peptone annehmen. Seither hat aber *Kutscher* die weitergehende Trypsinverdauung, *Cohnheim* den Abbau der Peptone durch das Erepsin nachgewiesen. In *Hofmeister's* Laboratorium wurde durch *Emden* eine Synthese der Albumosen und Peptone zwar in der Magenschleimhaut nachgewiesen, aber in der Darmschleimhaut vermisst. Wie man sieht, bereiten alle diese Thatsachen der speziellen Vorstellung von Hofmeister Schwierigkeiten. Andererseits mag hervorgehoben werden, dass eine unzweifelhafte Widerlegung auch nicht vorliegt. Wie weit im normalen Darme der Abbau wirklich geht, ist noch unbekannt. Da *Siegfried* und *E. Fischer* und *Abderhalden* gezeigt haben, dass dem fermentativen Abbau Peptone und Polypeptide entstehen, welche hartnäckig weiterer Spaltung widerstehen, ist jedenfalls Material für eine der Peptonsynthese nicht unähnliche Synthese zur Verfügung. Es könnte auch daran gedacht werden, ob nicht auch die tieferen Spaltungsproducte einer Synthese mit Hilfe der Leucocyten *in loco*, nicht bloss an anderen Orten, unterworfen sind. Wie man sieht, ist trotz der Einwände die Vorstellung *Hofmeister's* geeignet, der Forschung interessante Fragestellungen zu eröffnen.

Heidenhain hat darauf verzichtet, eine theoretische Verwertung seiner zahlreichen und bedeutsamen Beobachtungen zu machen.

Auf Grund meiner und meiner Mitarbeiter Untersuchungen habe ich mir eine Vorstellung über die Rolle der Leukocyten bei der Verdauung gebildet, welche den lymphatischen Geweben der Darmschleimhaut die gleiche oder eine ähnliche Function zuweist wie an anderen Orten. Die Bildung der Lymphe und die Entwicklung des lymphadenoiden Gewebes steht in innigster Beziehung zur Arbeit der Organe. Speziell das Lymphgewebe (Lymphdrüse) hat die Aufgabe Stoffwechselproducte, welche bei der Thätigkeit der Organe entstehen, zu verarbeiten. Im Darme würde also der Zellreichtum des lymphadenoiden Gewebes abhängen von der Intensität der Darmarbeit. Die Thatsachen, welche *Hofmeister*, *Heidenhain* und *ich* mit *Erdély* und *Firleiewitsch* beobachtet haben, stehen hier mit im Einklang. Zu Gunsten dieser Auffassung scheint mir auch besonders die interessante, von *Heidenhain* nachgewiesene Thatsache ins Gewicht zu fallen, dass intensive Reizung der Darmschleimhaut durch unverdauliche Ingesta dasselbe mikroskopische Bild der Darmschleimhaut hervorruft wie reichliche Fütterung. Diese Vorstellung erklärt auch, warum im Hungerdarm, wenn nicht gerade hochgradige Erschöpfungszustände vorliegen, eine merkliche Ausbildung des lymphatischen Gewebes persistirt. Denn auch im Hungerdarm findet ein nicht zu vernachlässigender stofflicher Umsatz statt, wie die physiologische und histologische Untersuchung lehrt. Ich möchte ferner darauf hinweisen, dass entsprechend der wahrscheinlichsten Voraussetzung, dass Eiweissverdauung die intensivste Darmarbeit darstellt, der Eiweissdarm und der durch intensivste Reize betroffene Darm das gleiche Aussehen des lymphatischen Gewebes darbieten. Ich habe oben die Fälle beschrieben, wo gewisse Lymphzellen mit blassem, bläschenförmigem Kern besonders hervortreten. Diese Kernform ist nun nach Ansicht von *Arnold* und anderen ein Kennzeichen ruhender Zellen. Es ist bemerkenswert, dass die erwähnten Fälle des Auftretens Gelegenheiten weniger intensiver Darmarbeit sind als Eiweissverdauung. Ob mit der von mir entwickelten Vorstellung die Rolle der Lymphzellen bei der Verdauung erschöpfend dargestellt ist, muss ich als eine offene Frage lassen. Um sich vor Einseitigkeiten zu hüten wird daran zu denken sein, dass das lymphatische Gewebe des Darmes ausser der allgemeinen, oben skizzirten Function des Lymphsystems noch solche der speziellen Function angepasste zu eigen haben dürfte.

Eine sehr interessante Theorie über die Function der Lymphzellen hat *Bombarda* aufgestellt, wie er selbst angiebt, eine Arbeitshypothese, welche künftiger Untersuchung als Wegleitung dienen soll. Er lässt die fixen und die wandernden Lymphzellen im ganzen Organismus an dem Transport und der Verarbeitung der Nahrung beteiligt sein, wobei natürlich die Lymphzellen der Darmschleimhaut einen hervorragenden Anteil nehmen.

Welcher Theorie man auch huldigen mag, die Thatsachen welche ich in Kürze zu berichten versucht habe, dürften dafür Zeugniss ablegen, dass die Lymphzellen bei der Verdauung eine grosse Rolle spielen. Der Hauptanteil fällt, meiner Meinung nach, hierbei den Lymphzellen der Darmschleimhaut zu. Alles, was wesentlich für die Entstehung und die Arbeitsleistung der Lymphzellen ist, hat dort seine Stätte. Den Lymphzellen der Blutbahn kommt bei der Verdauung nur eine verhältnissmässig nebensächliche Bedeutung zu. Es bedarf noch der künftigen Forschung um weitere Aufklärung darüber zu bringen, in welchem Umfang die Lymphzellen an der Verdauung und Resorption selbst und in welchem Umfang sie nur in Folge der Verdauungs- und Resorptionsprocesse in den specifischen Epithelzellen als wichtige Hülfskräfte in Aktion treten.

THÈME I. — LES CONNAISSANCES ACTUELLES DES PROCESSUS PHYSIOLOGIQUES DANS LE SYSTÈME NERVEUX

(Unsere heutigen Kenntnisse von den Vorgängen im Nervensystem)

Par M. le Prof. MAX VERWORN (Göttingen)

Die Vertiefung der physiologischen Forschung in cellularer Richtung hat wie auf vielen anderen Gebieten, so auch auf dem Gebiete des Nervensystems unsere Wissenschaft seit einigen Jahren vor eine Reihe von neuen Aufgaben gestellt, an deren Bearbeitung man noch vor einem Dezennium kaum zu denken wagte. Stand in der verflossenen Periode besonders die Ermittelung der *Lokalisation spezifischer Funktionen in den einzelnen Teilen des Nervensystems* im Vordergrunde des wissenschaftlichen Interesses, so tritt heute dazu die weitere Frage nach den *Vorgängen, die sich in den Elementen des Nervensystems abspielen.*

In dieser grossen Frage hat zwar ein einzelnes Problem schon seit langer Zeit ein besonderes Interesse und eingehende Bearbeitung gefunden, leider ohne ein dem enormen Aufwande an Mühe und Geist entsprechendes Ergebnis, das ist das Problem der Erregungsleitung in der Nervenfaser. Für die Formulierung und Bearbeitung anderer Teilprobleme der grossen Frage nach den Vorgängen im Nervensystem musste aber erst die anatomisch-histologische Forschung die Grundlage schaffen. Das ist in den beiden letzten Dezennien dank den epochemachenden histologischen Arbeiten von *Golgi, Ramón y Cajal, Kölliker, Retzius, His, Apáthy, Bethe* und vielen anderen bis zu einem gewissen Grade geschehen. Das scheinbar unentwirrbare Filzwerk von Zellen und Fasern, das die zentralen Teile des Nervensystems bildet, hat begonnen sich uns in ein zwar sehr kompliziertes, aber doch streng und bis in die feinsten Verhältnisse hinein geordnetes System von Elementarbestandteilen aufzulösen, aus dem wir wenigstens einzelne wichtige Gruppen und Zusammenhänge bereits mit Klarheit herausgeschält haben. Allerdings sind auch heute noch immer manche und sogar fundamentale histologische Fragen Objekt lebhafter Kontroverse, indessen ist doch für die physiologische Forschung der Boden soweit vorbereitet, dass jetzt immer dringender die Anforderung an uns herantritt, einen Schritt weiter zu gehen und die Frage zu beantworten: *Was geschieht in den Elementen des Nervensystems beim Ablauf bestimmter subjektiver oder objektiver Erscheinungen?*

Diese Frage hat für die verschiedenartigsten Wissenschaftsgebiete die allergrösste Bedeutung. Der *Physiologe* stösst überall immer wieder in unserm Körper auf die Abhängigkeit der Lebenserscheinungen vom Nervensystem. Das Nervensystem ist das dominierende System unseres Organismus. Dem *Psychologen* sind ohne die Kenntnis der Vorgänge im Nervensystem die Hände gebunden, denn ein höchst wichtiger Teil der Bedingungen für das Zustandekommen der Empfindungen und Vorstellungen, Gedanken und Gefühle liegt in diesen Vorgängen. Der *Kliniker*, vor allem der *Psychiater* und der *Neurologe*, geht völlig im Dunklen und ist hilflos der Führung rein äusserlicher Momente überliefert, wenn er nicht weiss, was im Nervensystem passiert. Man hat also allgemein das grösste Bedürfnis, so tief wie irgend möglich in die Vorgänge einzudringen, deren Schauplatz die Elemente des Nervensystems bilden.

Vor 8 Jahren habe ich schon einmal versucht, in kurzer programmatischer Weise Schemata von den Prozessen in den nervösen Elementen zu entwickeln (1). Selbstverständlich haften diesem ersten Versuche im Einzelnen alle Mängel einer provisorischen Pionierarbeit an. Indessen glaube ich, dass das allgemeine Prinzip, das ich dabei befolgte, unbedingt der Ausgangspunkt sein muss, von dem aus alle Versuche, tiefer in die feineren nervösen Vorgänge einzudringen, ihren Weg nehmen müssen. Ich meine *das Prinzip, die Erforschung der nervösen Prozesse anzuknüpfen an unsere allgemeinen physiologischen Erfahrungen über die Vorgänge in der lebendigen Substanz*. Das Ergebnis einer längeren Reihe von speziellen Arbeiten, die ich seitdem mit meinen Schülern der Erforschung der nervösen Prozesse gewidmet habe, und das Ergebnis der Arbeiten anderer Forscher, die inzwischen auf diesem Gebie-

(1) *Max Verworn* : «Beiträge zur Physiologie des Zentralnervensystems», Teil I. Jena, 1898.

ir gearbeitet haben, haben mir den Beweis dafür geliefert. Wenn ich also nun heute der gütigen Aufforderung des Kongress-Komitès folgend, mir erlaube, Bericht zu erstatten über den heutigen Stand unserer Kenntnisse von den Vorgängen im Nervensystem, so steht mir glücklicher Weise ein viel umfangreicheres Material zur Verfügung als in dem eben erwähnten ersten Versuche und ich kann unter Zuhilfenahme älterer Erfahrungen auf Grund dieser neueren Arbeiten ein etwas vollkommeneres Uebersichtsbild von diesen Dingen entwerfen. Selbstverständlich enthält auch dieses Bild noch sehr empfindliche Lücken. Wir stehen ja hier noch im Anfang. Auch werden wir ja in der Erforschung der nervösen Vorgänge zunächst überhaupt nur soweit vordringen können, wie unsere allgemein physiologischen Erfahrungen über die Vorgänge in der lebendigen Substanz bis jetzt reichen. Hier ist uns in der spezielleren Analyse des Stoff- und Energiewechselgetriebes der Zelle noch immer eine Grenze gezogen, die nur sehr allmählich Schritt für Schritt weiter hinausgerückt werden kann.

* * *

Ehe ich mich nun zu den Vorgängen selbst wende, die sich im Nervensystem abspielen, scheint es mir unerlässlich, die Frage nach der *Differenzierung der nervösen Elemente* zu berühren. Solange man Nervenfasern und Ganglienzellen kennt, so lange hat man sich auch über die Beziehungen dieser beiden Arten nervöser Elemente zu einander gestritten. Bald hat man diese Beziehungen als die denkbar engsten hingestellt, bald hat man beiden Elementen eine grosse Unabhängigkeit von einander zugeschrieben und damit hat auch die physiologische Würdigung jedes einzelnen sehr geschwankt. Es ist und bleibt das unvergängliche Verdienst *Golgis*, uns zum ersten Male den Verlauf und Zusammenhang der Nervenfasern und Ganglienzellen auf weite Strecken des Nervensystems hin anschaulich vor Augen geführt zu haben. Hauptsächlich mit der *Golgischen Methode*, ist Klarheit gebracht worden in die komplizierten anatomischen Verhältnisse der Bahnen und Stationen des zentralen Nervensystems. Es war aber auch die *Golgische Methode*, wenigstens in der von *Ramón y Cajal* verwendeten Form, die den Hauptanstoss gab zur Aufstellung der «Neuronlehre», jener Lehre, deren Kernpunkt darin liegt, dass der Axencylinder der Nervenfaser nur ein besonders differenzierter Fortsatz der Ganglienzelle sei, und dass das ganze Nervensystem aus Ketten von solchen in bestimmter Ordnung aneinandergereihten cellulären Einheiten oder «Neuronen» bestehe. Die schon vorher bekannten pathologischen Tatsachen der Degeneration, speziell das *Waller*'sche Gesetz der Degeneration eines peripherischen Nervenendes nach Durchtrennung seines Zusammenhanges mit dem Zentrum, und ferner die *His*'schen Beobachtungen über das Auswachsen der Axencylinder aus den Ganglienzellneuroblasten bei der Entwicklung des Zentralnervensystems schienen der Neuronlehre eine so festfundierte Grundlage zu geben, dass ihre Vorstellungsweise eine Zeitlang das gesammte anatomische, physiologische und klinische Denken beherrschte. Es waren keine gesicherten Tatsachen bekannt, die der Neuronlehre in ihrer Grundauffassung Schwierigkeiten bereiten konnten. Dennoch fehlte es bekanntlich nicht an vereinzelten Einwänden. *Apáthy* und im Anschluss an ihn *Bethe* suchten die Neuronlehre zu erschüttern. Wenn auch diese Versuche zunächst nicht genügend Ueberzeugungskraft besassen, um der Neuronlehre ernstliche Schwierigkeiten zu machen [1], so riefen sie doch weitere Nachprüfungen fraglicher Punkte hervor, deren Ergebnis auch andere Forscher veranlasste, der Neuronlehre entgegenzutreten. So erklärte ihr *Nissl* [2] den Krieg und neuerdings ist auch *Oskar Schultze* [3] durch eigene Untersuchungen über die Entwicklung des peripherischen Nervensystems veranlasst worden, den Begriff des Neurons zu bekämpfen.

Die Einwände, welche man gegen die Neuronlehre gemacht hat, sind sehr verschiedener Art und die Vorstellungen, welche man ihr gegenüber gestellt hat, sind sehr heterogener Natur. Vor allen Dingen sind dabei folgende zwei Dinge scharf auseinander zu halten, die zwei von einander völlig unabhängige Probleme enthalten:

1. Das eine ist die Frage: *Bilden Ganglienzelle und Axencylinder eine einzige celluläre Einheit oder entsteht der Axencylinder aus eigenen Zellen?*

2. Das andere ist die Frage: *Spielen sich die spezifisch nervösen Prozesse in den Ganglienzellen ab und dienen die Fasern nur*

---

(1) Vergl. *Hoche*: «Die Neuronenlehre und ihre Gegner», Berlin, Hirschwald, 1899, und *Max Verworn*: «Das Neuron in Anatomie und Physiologie», Jena, Gustav Fischer, 1900.

(2) *Nissl*: «Die Neuronenlehre und ihre Anhänger», Jena, 1903.

(3) *O. Schultze*: Ueber die Entwicklung des peripheren Nervensystems. In Verh. d. anat. Ges. zu Jena, 1904. — *Derselbe*: Weiteres zur Entwicklung der peripheren Nerven. In Verh. d. phys. med. Ges. zu Würzburg. N. F. Bd. XXXVII, 1905. — *Derselbe*: Beiträge zur Histogenese des Nervensystems. I. Ueber die multicelluläre Entstehung der peripheren sensiblen Nervenfaser. In Arch. f. mikr. Anat. Bd. 66, 1905.

der Leitung oder sind die Nervenfasern selbst Sitze aller nervösen Prozesse und haben die Ganglienzellen nur trophische Funktion?

Die erstere Frage ist eine rein histogenetische Frage. Mit ihrer Entscheidung steht und fällt der Begriff des Neurons. Für die Entscheidung dieser Frage verdient die Nachprüfung des Resultats der alten Versuche von *Philippeaux* und *Vulpian* durch *Bethe* (1) und später durch *van Gehuchten* (2) entschieden Berücksichtigung. Diese Forscher beobachteten nach Durchschneidung der peripherischen Nerven und Verhinderung der Wiederherstellung eines Kontaktes zwischen zentralem und peripherischem Stumpf im letzteren zunächst eine Degeneration, dann aber eine Regeneration der Nervenfasern sogar bis zur Wiederherstellung der Leitungsfähigkeit. Damit harmoniert auch das Ergebnis der Transplantationsversuche, welche *Braus* (3) mit den Extremitäten-Anlagen bei Unkenlarven vornahm und bei denen er fand, dass auch nach Ausschaltung des Einflusses der zentralen Ganglienzellen sich peripherische Nervenfasern allein unter dem Einflusse der *Schwann*'schen Zellen entwickelten. Allerdings stehen diesen Beobachtungen Angaben von *Münzer* (4) entgegen, der die Regeneration auf ein Hineinwachsen feinster Fibrillen vom zentralen in den peripherischen Stumpf zurückführt. Auch die Befunde von *Harrison* (5), der die Anlagen der *Schwann*'schen Zellen bei Fischlarven entfernte und trotzdem in dem betreffenden Gebiet Nervenfasern ohne Scheide sich entwickeln sah, harmonieren nicht mit *Bethes* Beobachtungen. So bleiben die Erfahrungen über die Degenerations- und Regenerationserscheinungen der isolierten peripherischen Nervenfaser vorläufig unbefriedigend. Dagegen scheinen mir die neuen Untersuchungen von *Oskar Schultze* (6) über die Histogenese der peripherischen Nerven bei der Froschlarve in viel höherem Masse geeignet, einen der Grundpfeiler der Neuronlehre zu erschüttern. *Schultze* beschreibt in sehr überzeugender Klarheit gegenüber den früheren *His*'schen

(1) *Bethe*: Allgemeine Anatomie und Physiologie des Nervensystems. Leipzig, 1903.

(2) *v. Gehuchten*: Considérations sur la structure interne des cellules nerveuses et sur les connexions anatomiques des neurones. Nevraxe, vol. 6, 1904.

(3) *Braus*: Experimentelle Beiträge zur Frage nach der Entwicklung peripherer Nerven. In Anat. Anzeiger, Bd. XXVI, 1905.

(4) *E. Münzer*: «Gibt es eine autogenetische Regeneration der Nervenfasern?» In Neurol. Zentralblatt, 1902. *Derselbe*: «Zur Frage der autogenen Nervenregeneration», Erwiderung an *A. Bethe*. In Neurolog. Zentralblatt, 1903.

(5) *Harrison*: Neue Versuche und Beobachtungen über die Entwicklung der peripheren Nerven der Wirbeltiere. In Sitz.-Ber. d. Niederrheinischen Ges. f. Nat.- und Heilkunde, Bonn, 1904.

(6) *Oskar Schultze*: l. c.

Angaben über das Auswachsen der Nervenfaser aus dem Neuroblasten die Entstehung und Entwicklung der peripherischen Nerven aus den *Schwann*'schen Zellen. Ich muss gestehen, dass, wenn sich die Angaben von *Schultze* in vollem Umfange bestätigen sollten, für mich der Zeitpunkt gekommen wäre, wo ich den Begriff des Neurons fallen lassen würde. Die *Waller*'sche Degeneration wäre dann nichts anderes als eine Inaktivitätsatrophie. Indessen vorläufig, ehe ich mich zu einem solchen Schritt entschliesse, scheint es mir zweckmässig, noch weitere histologische Untersuchungen der fraglichen Verhältnisse abzuwarten. Wir können das um so eher, als die Frage, ob der Nerv einen Ausläufer der Ganglienzelle bildet oder ob er eine Kette von eigenen Zellen repräsentiert, vorläufig für den Physiologen ohne jede Bedeutung ist.

Ganz anders steht es mit der *zweiten Frage*, mit der Frage nach der funktionellen Bedeutung von Ganglienzelle und Nervenfaser. Diese rein physiologische Frage ist in Wirklichkeit von der Neuronlehre völlig unabhängig und bleibt unberührt, ob der Begriff des Neurons steht oder fällt. In dieser Frage hat aber *Bethe* (1) Anschauungen geäussert, die durch physiologische Tatsachen direkt widerlegt werden. Während man seit längerer Zeit immer die Ganglienzellen als den Sitz der spezifisch nervösen Prozesse und die Nervenfaser lediglich als Leitungsbahn angesehen hatte, nimmt *Bethe* die schon vor längerer Zeit einmal von *Nansen* (2) geäusserte Ansicht auf, dass die Ganglienzelle nur nutritorische Funktion habe und meinte, dass sich das spezifisch nervöse Geschehen ohne Beteiligung der Ganglienzelle allein im Fibrillennetz des Nervensystems abspiele. *Bethe* stützt sich dabei auf seinen viel zitierten und immer wieder in seiner Beweiskraft bezweifelten Versuch (3) an Carcinus mœnas, bei dem er nach Abschälung der birnenförmigen Ganglienzellkörper vom Gehirnganglion noch drei Tage lang mit allmählich erlöschender Stärke Tonus, Reflexe und Erregungssummation in der vom Ganglion versorgten 2ten Antenne beobachtete. Es ist indessen bei diesem Versuche nicht der Beweis gelie-

---

(1) *Bethe*: Die anatomischen Elemente des Nervensystems und ihre physiologische Bedeutung. In Biolog. Zentralblatt, Bd. XVIII. 1898.

(2) *Nansen*: The structure and combination of the histological elements of the central nervous system. In Bergens Museums Aarsberetning for 1886. Bergen 1887.

(3) *Edinger*: auf dem IV. intern. Physiolog. Kongress zu Cambridge 1898. — *Lenhossék* in «Kritisches Referat über die Arbeit A. *Bethes* etc.» in Neurol. Zentralblatt 1899. — *Max Verworn*: «Das Neuron in Anatomie und Physiologie». Jena 1900.

fert, dass in dem stehen gebliebenen Teil des Ganglions wirklich *nur* Fibrillen und keine Reste des Ganglienzellprotoplasmas mehr enthalten waren. (¹)

Wenn letzteres der Fall war, dann kann man den Versuch lediglich als eine Illustration der allgemein bekannten physiologischen Tatsache ansehen, dass kernlose Protoplasmateile einer Zelle noch Tagelang am Leben bleiben können, ehe sie allmählich zu Grunde gehen. Aber auch angenommen, es wären wirklich nur Fibrillen in dem stehen gebliebenen Teil des Ganglions enthalten gewesen, dann würde uns der Versuch eine Reihe bekannter nervenphysiologischer Tatsachen bestätigen, ohne die Frage nach der physiologischen Funktion der Ganglienzellen im Geringsten zu berühren. Da wir wissen, dass die Nervenfaser erregbar ist und Erregungen leitet, so würde, falls nur Kontinuität der leitenden Substanz vorhanden ist – und die muss ja selbstverständlich im vorliegenden Falle bestanden haben – die Uebertragung der Erregung von den sensiblen Elementen der Antenne bis zu den motorischen durchaus kein anderer Vorgang sein als die Uebertragung der Erregung von der Reizstelle am Ischiadicus des Froschpräparates auf den Muskel. Dass auch eine tonische Erregung auf diesem Wege unterhalten werden kann, wenn nur die auslösenden Reize nach wie vor bestehen, ist ebenso selbstverständlich, und die Fähigkeit der Erregungssummation kennen wir auch vom Nerven wie von vielen anderen Formen der lebendigen Substanz. Das sind alles ganz bekannte Dinge, aber was sagen sie uns über die physiologische Rolle der Ganglienzelle? Ich meine, es ist ein durch nichts berechtigter Schluss, wenn man auf Grund dieser Beobachtungen den Ganglienzellen lediglich eine nutritorische Funktion zuschreiben will. Was würde man sagen, wenn jemand der nach Durchschneidung eines motorischen Nerven den Muskel noch erregbar findet, aber allmählich atrophisch werden sieht, daraus schliessen wollte, dass das Nervensystem nur eine nutritorische Funktion besässe!

(¹) Die Bemerkungen, die *Bethe* in seinem Buche: „Allgemeine Anatomie und Physiologie des Nervensystems", pag. [illegible] und [illegible] gegen meinen Einwand macht, verstehe ich nicht. Ich glaube bei der früheren Gelegenheit ebenso wie hier völlig klar ausgedrückt zu haben, was ich meinte, nämlich dass Reste des Ganglienzellprotoplasmas stehen geblieben seien. Diesen Einwand hat *Bethe* auch in seinem Buch durch eine Definition des Begriffs Ganglienzelle nicht beseitigt. „Die Ganglienzelle als das ganze Neuron aufzufassen" wie *Bethe* mir unterschiebt, ist mir niemals eingefallen. Wenn ich sage, dass in *Bethes* Versuch noch [illegible] Massen von Ganglienzellprotoplasma stehen geblieben seien, so glaube ich wird doch jeder darunter das nicht fibrilläre Protoplasma im Gegensatz zu den Nervenfasern verstehen. Und das ist gemeint.

Das wäre etwa dasselbe. Die gleichen Bemerkungen gelten auch von den Versuchen *Langendorffs* (¹) und *Steinachs* (²). *Langendorff* und *Steinach* haben die Spinalganglien beim Frosch in verschiedenartiger Weise aus dem Reflexbogen auszuschalten gesucht und gefunden, dass auch ohne die Spinalganglienzellen noch viele Stunden lang Erregungen von den hinteren Wurzeln aus durch das Rückenmark auf die motorischen Nerven übertragen werden können. Aber weder *Langendorff* noch *Steinach* kommen auf die Idee, deswegen den Spinalganglienzellen nur nutritorische Funktion zuzuschreiben, denn über die physiologische Funktion der Spinalganglienzellen sagen diese Versuche gar nichts. Dass eine Erregung auch ohne Ganglienzellen durch die Nervenfaser fortgeleitet werden kann, wenn nur Kontinuität der leitenden Substanz da ist, wissen wir ja. Kontinuität der leitfähigen Substanz muss aber in den Versuchen von *Langendorff* und *Steinach* vorhanden gewesen sein, sonst hätte ja keine Erregungsleitung stattfinden können.

Findet aber die einseitige Auffassung der Ganglienzelle als nutritorisches Zentrum für die Nervenfaser in den angeführten Versuchen keine Stütze, so kennen wir auf der anderen Seit jetzt eine ganze Reihe von wichtigen physiologischen Tatsachen, welche diese Unterschätzung der Ganglienzelle und Ueberschätzung der Nervenfaser in Bezug auf ihre funktionelle Bedeutung unbedingt zurückweisen.

Da sind in erster Linie die Erscheinungen der Ermüdung. Es ist eine lang bekannte Tatsache, die erst vor kurzem ihre Aufklärung gefunden hat, dass die Nervenfaser unter physiologischen Bedingungen überhaupt unermüdbar ist. Demgegenüber ermüdet das Zentrum bei angestrengter Tätigkeit so leicht, dass z. B. durch das Rückenmark bald keine Reflexe mehr zu erzielen sind. Im Zentrum haben wir ausser den Nervenfasern auch Ganglienzellen, die mit ihnen in engster Verbindung stehen. Hätten diese nur nutritorische Funktion, und wäre die Fibrillensubstanz der eigentliche Sitz der Reflexfunktion, so müssten wir erwarten, dass das Zentrum, wo die Fibrillen in unmittelbarer Beziehung zu den Ganglienzellen stehen, eher schwerer ermüdbar wäre als die periphe-

(¹) *Langendorff*. Die physiologische Bedeutung der Spinalganglien. In Sitzber. der naturf. Ges. zu Rostock. 1898.

(²) *Steinach*. Ueber die zentripetale Erregungsleitung im Bereiche des Spinalganglions. In Pflügers Archiv. Bd. LXXVIII. 1899.

rische Nervenfaser. Gerade das Umgekehrte ist der Fall. Die Nervenfaser ermüdet überhaupt nicht. Das beweist, meine ich, zur Evidenz, dass im Zentrum die Ganglienzelle als integrierendes Glied in den Reflexbogen eingeschaltet ist. Ja noch mehr: die Ganglienzelle bestimmt geradezu Ablauf und Intensität des Reflexes, denn mit zunehmender Ermüdung nimmt die Höhe der Muskelzuckung, also die Intensität des Erfolges immer mehr ab, bis schliesslich der Reflex ganz erlischt, während die Nervenfaser dabei ihre einzige Aufgabe, die Erregungsleitung, unverändert weiter erfüllt. Diese Tatsachen der zentralen Ermüdung erwecken zugleich Bedenken, ob wir berechtigt sind, überall im Zentralnervensystem eine Kontinuität der Fibrillensubstanz anzunehmen, wie es *Apáthy* und andere behaupten. Ich denke, wir sollten vorsichtig sein, und nicht ohne weitere Grundlagen Beobachtungen, die an einzelnen Stellen des Zentralorgans besonders bei wirbellosen Tieren gemacht sind, verallgemeinern und auf alle speziellen Fälle ausdehnen. Die anatomischen Verhältnisse sind ja bekanntlich in den verschiedenen Gruppen des Tierreiches und auch in den verschiedenen Gebieten des Nervensystems bei dem gleichen Tier so ausserordentlich verschieden, dass uns diese Erfahrung allein schon vor einer voreiligen Uebertragung der Verhältnisse von einem Objekt auf das andere warnen sollte.

Einen schönen Beleg dafür, dass die Prozesse, welche den Ermüdungserscheinungen zu Grunde liegen, tatsächlich in den Ganglienzellen lokalisiert sind, liefern uns, wenn es eines solchen Beleges überhaupt bedarf, die histologischen Veränderungen, die sich bei der Ermüdung in den Ganglienzellen vollziehen und die von einer grossen Zahl von Forschern wie *Hodge*, *Mann*, *Lugaro*, *Pick*, *Guerrini*, *Holmes* und vielen anderen genau studiert worden sind. Bei allen diesen Untersuchungen hat sich ein ganz konstanter Symptomenkomplex an der ermüdeten Ganglienzelle gefunden, vor allen Dingen Veränderungen des Kerns und Schwund der *Nissl*schen Schollen. An den Nervenfasern dagegen ist nichts zu sehen.

Zeigen uns die Erscheinungen der Ermüdung eine Herabsetzung der nervösen Prozesse durch Beeinflussung ihres Ablaufs in der Ganglienzelle, so gibt es andererseits eine Menge von Faktoren, die durch entgegengesetzte Beeinflussung der Ganglienzelle die Intensität der nervösen Vorgänge steigern. Um nur ein Beispiel anzuführen, nenne ich die Wirkung des Strychnins. Das Strychnin lässt die Nervenfaser vollkommen unberührt. Dagegen steigert es, wie ich selbst schon wahrscheinlich machte (1), und wie es *Baglioni* (2) bewies, die Erregbarkeit der Ganglienzellen in den Hinterhörnern so ungeheuer, dass dieselben die schwächsten Erregungen, die ihnen zugeleitet werden, Erregungen, die vorher überhaupt nicht wirksam waren, bis zur äussersten Intensität vergrössern und in dieser Form weiter senden, so dass ein entsprechend gewaltiger Reflexerfolg entsteht.

Aber weiter. Die Ganglienzelle dient nicht bloss der Abstufung der ihr übermittelten Erregungen, sondern die verschiedenartigen Ganglienzellen sind auch Sitze ganz spezifischer Prozesse, was wir bei den Nervenfasern bisher nicht mit Sicherheit haben feststellen können (vgl. unten). Diese «spezifische Energie» der Ganglienzellen wird durch nichts deutlicher illustriert als durch ihr ganz spezifisches Verhalten gegen verschiedene Gifte. In dieser Beziehung sind besonders die neueren Arbeiten von *Baglioni* (3) über die Wirkung von Strychnin einerseits und von Benzolderivaten andererseits ausserordentlich lehrreich. *Baglioni* hat gefunden, dass Strychnin nur auf die sensiblen Ganglienzellen der Hinterhörner erregbarkeitssteigernd wirkt, die motorischen Ganglienzellen der Vorderhörner dagegen ganz unbeeinflusst lässt, dass aber umgekehrt die Benzolderivate in bestimmten Dosen die Erregbarkeit der motorischen Vorderhornzellen erhöhen, ohne die Elemente der Hinterhörner zu beeinflussen. Aus diesen verschiedenen Angriffspunkten erklärt sich das ganz verschiedene Vergiftungsbild, das bei Benzolvergiftung in kurzen klonischen, bei Strychninvergiftung in den charakteristischen tetanischen Krämpfen besteht. Uebrigens hat *Baglioni* neuerdings auch bei wirbellosen Tieren ganz dieselben Differenzierungen verschiedener Ganglien hinsichtlich ihrer spezifischen Reaktion auf beide Giftarten in sehr klarer und einwandfreier Weise nachweisen können (4).

Aus allen diesen Erfahrungen, für die sich noch reichlich weitere Beispiele anführen liessen, ergibt sich der unabweisbare Schluss, dass die Ganglienzellen nicht nur bestimmend auf den Ablauf der Erregungen im Nervensystem einwirken, sondern auch

---

(1) *Max Verworn*: Zur Kenntnis der physiologischen Wirkung des Strychnins. In Archiv f. Physiol. 1900.

(2) *Baglioni*: Physiologische Differenzierung verschiedener Mechanismen des Rückenmarks. In Arch. f. Physiol. 1900, Suppl.

(3) *Baglioni*, l. c. Ferner: «Physiologische Eigenschaften der sensiblen und motorischen Rückenmarkselemente». In Zeitschr. f. allgem. Physiologie, Bd. IV, 1904.

(4) *Baglioni*: Ebenda, Bd. V, 1905.

Sitze spezifischer nervöser Prozesse sind. Wir haben uns demnach das Nervensystem vorzustellen als ein sehr kompliziertes System von Leitungsbahnen, den Nervenfasern, in dem und an dem sich an bestimmten Punkten Stationen befinden, die Ganglienzellen. In diesen Stationen lösen die ihnen zugeleiteten Erregungen spezifische Prozesse aus, die zugleich den weiteren Ablauf der Erregungen beherrschen, indem sie dieselben abstufen, weiterbefördern oder hemmen.

* * *

Ich will nun zunächst versuchen, ein Bild zu entwerfen von dem, *was wir heute über die Vorgänge in den Ganglienzellen und Nervenfasern wissen.*

Jeder Versuch, den Vorgängen in Ganglienzelle und Nerv tiefer nachzugehen, wird, wie bereits gesagt, anknüpfen müssen an die allgemein-physiologischen Vorstellungen, die wir über das Geschehen in der lebendigen Zelle überhaupt gewonnen haben. Es ist ja gerade eine so ungemein wertvolle Seite der allgemeinen Physiologie, dass sie uns in den Stand setzt, bei jedem speziellen Objekt immer gleich auf Grund der allgemeinen Tatsachen der Lebensvorgänge wie nach einem Schema die erste Orientierung zu gewinnen und so mit unserer speziellen Forscherarbeit systematisch in einer bestimmten Richtung einzusetzen. Wir wissen, dass jede lebendige Zelle einen Ruhestoffwechsel hat, bei dem der Biotonus, d. h. der Stoffwechselquotient Dissimilation: Assimilation, soweit es sich nicht um Entwicklung- oder Krankheitsvorgänge handelt, für begrenzte Zeit = 1 angenommen werden kann. Wir wissen ferner, dass die verschiedenartigen Reize dieses Stoffwechselgleichgewicht stören können, sei es, dass sie einzelne Glieder der Stoffwechselkette steigern oder herabsetzen. Die Reize innerhalb der physiologischen Grenzen des gesunden Organismus machen nur Erregung oder Lähmung der spezifischen Prozesse des Ruhestoffwechsels. Wir wissen aber schliesslich auch dass jede Gleichgewichtsstörung des Biotonus, wenn sie die Grenzen der physiologischen Breite nicht überschritten hat, nach dem Aufhören des Reizes durch die Selbststeuerung des Stoffwechsels nach den Gesetzen chemischer Gleichgewichtszustände wieder ausgeglichen wird. Diese allgemein-physiologischen Tatsachen werden uns auch als Leitfaden bei der Ermittelung der Vorgänge im Nervensystem dienen. Dabei möchte ich Ganglienzelle und

Nerv gesondert behandeln, denn in physiologischer Beziehung zeigen beide bekanntlich manche ganz spezifische Verhältnisse. Das ist eine Tatsache, mag man den Nerven histologisch vom Boden der Neurontheorie aus als einen speziell differenzierten Fortsatz der Ganglienzelle ansehen, oder mag man ihn als eine Kette selbstständiger Zellen betrachten.

Ueber den *Ruhestoffwechsel der Ganglienzelle* wissen wir leider bisher noch ausserordentlich wenig. Die zahllosen Untersuchungen der physiologischen Chemiker über die Zusammensetzung der zentralen Nervenmassen, über ihre «Educte», besser Extracte, von denen z. B. das Buch von *Thudichum* [1] einen Begriff gibt, haben uns gar nichts gelehrt über die Stoffwechselvorgänge in den Zentren. Die Ergebnisse dieser zahllosen Untersuchungen sind überhaupt von sehr zweifelhaftem Werte, da in den allermeisten Fällen nicht zu entscheiden ist, wie weit es sich dabei um wirkliche Bestandtheile der lebendigen Substanz, wie weit um Absterbe- und Laboratoriumsprodukte handelt. Vorsichtige Forscher unter den chemischen Physiologen wie *Halliburton* haben denn auch die Ergebnisse derartiger Untersuchungen für die Beurteilung der Stoffwechselvorgänge in den Zentren nicht weiter verwertet.

Eine wichtige Tatsache lässt sich indessen leicht feststellen, das ist der Verbrauch von Sauerstoff seitens der Ganglienzellen. Durchspülungsversuche am Froschrückenmark mit sauerstofffreier Kochsalzlösung zeigen, dass die Erregbarkeit der Zentren sehr bald erlischt. Dagegen kann die Erregbarkeit wieder hergestellt werden durch erneute Zufuhr von Sauerstoff. Ueber den Verbrauch anderer Stoffe, die den Zentren durch Blut und Lymphe zugeführt werden, sind keine experimentell ermittelten Tatsachen bekannt. Selbstverständlich müssen wir aus anderen Erfahrungen schliessen, dass die Ganglienzelle auch organische Nahrungsstoffe, zum mindesten Eiweisskörper für ihren Stoffwechsel braucht. Ebenso werden wir mit grösster Wahrscheinlichkeit annehmen können, dass die Ganglienzelle CO_2 produziert, obwohl auch dieser Umstand nicht experimentell bestätigt ist. Desgleichen ist die Production von Milchsäure zwar sehr wahrscheinlich, aber nicht experimentell gesichert. Dagegen ist ein komplizierteres Produkt des Stoffwechsels der Zentren im Cholin nachgewiesen worden. *Mott* und

---

[1] *Thudichum*: Die chemische Konstitution des Gehirns des Menschen und der Tiere. Tübingen 1901.

Halliburton (¹) haben zuerst in der Cerebrospinalflüssigkeit von Geisteskranken, *Gumprecht* (²) darauf in der normalen Cerebrospinalflüssigkeit, Cholin in bemerkenswerten Mengen gefunden. Es ist zweifellos, dass das Cholin, das in Verbindung einer Glycerinphosphorsäure deren Wasserstoffatome durch Fettsäureradikale substituiert sind, die Lecithine zusammensetzt, aus dem Zerfall dieser reichlich in den Ganglienzellen enthaltenen Stoffe herrührt. Von den Eiweisskörpern der Ganglienzellen scheint das *Halliburton*'sche Neuroglobulin (³) enger mit dem Lebensvorgang verknüpft zu sein.

Einen etwas tieferen Einblick aber in das Getriebe der Stoffwechselvorgänge in der Ganglienzelle, vor allem in die Verhältnisse des Sauerstoffwechsels, gestatten uns *die Erscheinungen der Erschöpfung und der Ermüdung*, wie sie sich entwickeln bei angestrengter Tätigkeit der Ganglienzelle unter dem Einfluss dissimilatorisch *erregender Nervenimpulse*. Ich habe, um diese Erscheinungen zu studieren, beim Frosch einen künstlichen Kreislauf von sauerstofffreier Salzlösung hergestellt und das Tier dann mit Strychnin vergiftet (⁴). Unter dem Einfluss des Strychnins leisten die Zentra schon auf die schwächsten peripherischen Reize hin maximale Arbeit und die sauerstofffreie Flüssigkeit gestattet ihnen keinen Ersatz des verbrauchten Materials. Unterbrach ich nun die künstliche Zirkulation, so dass die Lösung in den Gefässen stagnierte, während die Zentra angestrengt arbeiteten, so wurden die tetanischen Krämpfe allmählich immer schwächer und kürzer und von immer länger werdenden Pausen völliger Unerregbarkeit unterbrochen, bis schliesslich auch durch die stärksten peripherischen Reize keine Zuckung mehr hervorgerufen werden konnte. Bei Wiederherstellung des künstlichen Kreislaufs kehrte die Erregbarkeit der Zentra nach wenigen Minuten wieder, ohne dass ihnen Ersatzmaterial zugeführt worden wäre, aber die Zentra vermochten keine längeren Tetani mehr zu vermitteln und verloren trotz andauernder Zirkulation ihre Erregbarkeit unter immer länger wer-

(¹) *Mott* und *Halliburton*: «The physiological action of choline and neurine». In Philosophical transactions, Vol. 191. 1899.

(²) *Gumprecht*: «Cholin in der normalen und pathologischen Spinalflüssigkeit und die physiologische Funktion derselben». In Verh. des XVIII. Kongr. f. innere Med. Wiesbaden. 1900.

(³) *Halliburton*: The coagulation-temperature of cell-globulin and its bearing on hyperpyrexia. In the Archives of Neurology, Vol. II. — ferner: «The chemical side of nervous activity». Croonian Lectures. London.

(⁴) *Max Verworn*, Ermüdung, Erschöpfung und Erholung der nervösen Zentra des Rückenmarks. In Arch. f. Anat. u. Physiol., Physiolog. Abteilung. Suppl. 1900. — Derselbe: Ermüdung und Erholung. In Berl. klinische Wochenschrift. 1901.

denden Pausen bald wieder. Wurde nunmehr statt der sauerstofffreien sauerstoffgesättigte Salzlösung hindurchgespült, so kehrte nach wenigen Minuten die maximale Erregbarkeit zurück, die Pausen zwischen den tetanischen Krämpfen wurden kürzer und so konnte das Tier stundenlang erregbar gehalten werden. *H. von Baeyer*, der diese Versuche weiterführte, konnte Frösche in einzelnen Fällen bei genügender Sauerstoffversorgung ohne jedes andere Nährmaterial 11—12 Stunden, *Baglioni* (¹) das isolierte Rückenmark des Frosches sogar bis zu 48 Stunden erregbar erhalten. Aus diesen Versuchen, auf die ich im einzelnen nicht eingehen kann, ergaben sich folgende Schlüsse. Erstens: Bei angestrengter Tätigkeit der Ganglienzellen entwickeln sich zwei Prozesse neben einander: eine Lähmung durch Anhäufung von Stoffwechselprodukten, die ich als *Ermüdung* im engeren Sinne, und eine Lähmung durch Mangel an Ersatzstoffen, die ich als *Erschöpfung* bezeichne. Zweitens: Die Ganglienzelle enthält Reservedépôts von Sauerstoff und von organischem Material. Die ersteren werden bedeutend früher erschöpft als die letzteren. Jede Erschöpfung der Zentra durch angestrengte Arbeit ist daher in erster Linie eine Erstickung. Ein Verhungern, d.h. eine Erschöpfung des Kohlenstoff- oder weiterhin gar des Stickstoff-Ersatzmaterials ist physiologisch nur unter künstlichen Bedingungen zu erzielen, wenn man durch lange Durchspülung mit einer sauerstoffreichen Salzlösung allmählich den ganzen Kohlenstoff-Vorrat aus der Ganglienzelle herausoxydiert. Ueber den Füllungszustand der Sauerstoffdépôts haben die Untersuchungen von *H. von Baeyer* (²) und *Winterstein* (³) noch wichtigen Aufschluss gegeben. Die Sauerstoffdépôts vermögen bei niedriger Temperatur grössere Mengen von Sauerstoff aufzuspeichern als bei höherer, weil mit der Temperatur die Intensität der Oxydationsvorgänge d.h. der Sauerstoffverbrauch zunimmt, während die Zufuhr von aussen damit nicht gleichen Schritt halten kann. Bei einer Temperatur von 33—35 Grad C. tritt daher beim Frosch, wie *Winterstein* gezeigt hat, bereits Lähmung durch Sauerstoffmangel, d.h. Erstickung ein, die nur durch erneute

---

(¹) *Baglioni*: «La Fisiologia del midollo spinale isolato». In Ztschr. f. all. Physiol. Bd. IV, 1904.

(²) *H. von Baeyer*: Zur Kenntnis des Stoffwechsels in den nervösen Zentren. In Zeitschr. f. allgem. Physiol. Bd. I. 1902.

(³) *H. Winterstein*, Ueber die Wirkung der Wärme auf den Biotonus der Nervenzentren. In Zeitschr. f. allg. Physiol. Bd. I. 1902. — Derselbe, Wärmelähmung und Narkose. Ebenda. Bd. V. 1905.

Sauerstoffzufuhr bei niedriger Temperatur wieder gehoben werden kann. Die Sauerstoffdépôts sind, nach Analogie bei anderen Zellformen zu urteilen (1), diffus im Protoplasma verteilt und enthalten den Sauerstoff jedenfalls in chemischer Bindung. Als Dépôts von organischem Ersatzmaterial sind die *Nissl*'schen Schollen anzusehen, denn *Holmes* (2) hat durch histologische Untersuchung von Froschrückenmarken, die unter andauernder Arbeit bis zum Eintritt der Unerregbarkeit mit sauerstoffgesättigter Salzlösung durchspült waren, gezeigt, dass die *Nissl*'schen Schollen vollkommen verschwinden, wie das auch im unversehrten Körper bei starker Erschöpfung durch Arbeit der Fall ist. Drittens: das von *Broca* und *Richet* (3) entdeckte Refraktärstadium der Ganglienzellen, welches nach einer dissimilatorischen Entladung eintritt, hängt in seiner Dauer vom Sauerstoffersatz, also von dem Füllungszustande der Sauerstoffdépôts ab (4). Mit fortschreitender Erschöpfung des Sauerstoffvorrates der Ganglienzelle dauert es nach jeder Impulsentladung immer länger, bis durch Uebertritt der genügenden Anzahl von Sauerstoffmolekülen zu den Stellen des Verbrauchs die Erregbarkeit für eine neue Entladung wieder hergestellt ist. Beim Froschrückenmark kann das Refraktärstadium von etwa 1/12 Secunde durch Sauerstoffmangel bis über eine Minute verlängert werden. In dem auf der Dauer des Sauerstoffersatzes beruhenden Refraktärstadium haben wir, wie ich l.c. nachwies, eine der wichtigsten Bedingungen für die *rhythmische Tätigkeit*, die wir bei manchen Zentren beobachten und vor allem den Schlüssel für den Vorgang der tonischen Erregung, der immer einen intermittierenden Erregungsprozess darstellt. Viertens: Nach jeder Entladung, die ein dissimilatorisch erregender Reizimpuls in der Ganglienzelle hervorgerufen hat, ebenso wie nach Lähmung durch andauernde Arbeit stellt sich im normalen Organismus durch innere Selbststeuerung des Stoffwechsels der ursprüngliche Erregbarkeitszustand von selbst wieder her, indem einerseits die lähmenden Stoffwechselprodukte (Ermüdungsstoffe), die im einzelnen noch nicht näher analysiert sind, unter denen aber jedenfalls die

---

(1) *Max Verworn*, Die Lokalisation der Atmung in der Zelle. In Festschrift zum 70. Geburtstage von *Ernst Haeckel*. Jena 1904.

(2) *Gordon Holmes*, On morphological changes in exhausted ganglion cells. In Ztschr. f. allg. Physiol. Bd. II. 1903.

(3) *Broca* und *Richet*, Période réfractaire dans les centres nerveux. In Compt. rend. de l'Académie, 1897. — Ferner *Richet*, La vibration nerveuse. In Revue scientifique, Déc. 1899.

(4) *Max Verworn*, Die Biogenhypothese. Eine kritisch-experimentelle Studie über die Vorgänge in der lebendigen Substanz. Jena, 1903.

Kohlensäure eine Rolle spielt, herausgespült, andererseits die funktionell tätigen Elemente der Zelle durch Ersatz von Sauerstoff und dem nötigen Oxydationsmaterial etc. wieder zu neuen Entladungen fähig gemacht werden.

Den erregenden Wirkungen stehen die *lähmenden Wirkungen der Reize* gegenüber. Auch solche kennen wir an der Ganglienzelle in grossem Umfange. Während aber den erregenden Reizwirkungen, soweit wir bis jetzt sehen können, im Wesentlichen das einheitliche Prinzip der dissimilatorischen Entladung zu Grunde liegt (¹), sind die lähmenden Reizwirkungen sehr verschieden und bisher nur zum kleinen Teile analysiert. Die Lähmung kann durch Störung ganz verschiedener Glieder des Stoffwechselgetriebes zu Stande kommen. Zwei Typen haben wir bereits in den Erscheinungen der Ermüdung und der Erschöpfung angetroffen. Dem Typus der Ermüdung folgen, wie es scheint, die Lähmungswirkungen, welche die Narkotika ausüben. Ueber den *Mechanismus der Narkose* besitzen wir jetzt wenigstens einige wichtige Erfahrungen. Die Untersuchungen von *Meyer* (²) und *Overton* (³) freilich, welche gefunden haben, dass die narkotische Wirkung eines Narkotikums abhängt von der Grösse seines Teilungskoëffizienten zwischen den Plasmalipoïden und Wasser, zeigen uns nur eine äusserliche Vorbedingung für den Eintritt der Narkose, denn wenn ein Stoff narkotisierende Wirkungen ausüben soll, muss er natürlich zu allererst in die Zelle eindringen können, und eindringen kann er nur, wenn er im Wasser und Protoplasmalipoïden in gewissem Verhältnisse löslich ist. Aber das sagt uns nichts über den Mechanismus der Narkose. Dagegen haben die Untersuchungen von *Winterstein* (⁴) den stringenden Nachweis geführt, dass die Narkotika die Sauerstoffversorgung der Ganglienzelle lähmen. In der Narkose ist selbst die durch völlige Erschöpfung höchst sauerstoffgierig gemachte Ganglienzelle nicht im Stande, Sauerstoff aufzunehmen, auch wenn er ihr reichlich zur Verfügung gestellt wird, und nach neueren Experimenten *Wintersteins* (⁵) scheint es, als ob auch die Ueber-

---

(¹) Ueber die Frage assimilatorisch erregender Reize siehe weiter unten.

(²) *Hans Meyer*. Welche Eigenschaft der Anaesthetica bedingt ihre narkotische Wirkung? In Sitzber. d. Ges. z. Bef. d. ges. Naturw. in Marburg, 1899, und ferner im Archiv f. exp. Pathol. und Pharmakol. Bd. 42, 1899.

(³) *Overton*. Studien über die Narkose, zugleich ein Beitrag zur allgemeinen Pharmakologie. Jena. 1901.

(⁴) *H. Winterstein*, Zur Kenntnis der Narkose. In Zeitschr. f. allgem. Physiol. Bd. I, 1902.

(⁵) *H. Winterstein*, Wärmelähmung und Narkose. In Zeitschr. f. allgem. Physiologie, Bd. IV, 1905.

tragung des Sauerstoffs aus den Dépôts an die Stellen des funktionellen Verbrauchs im Protoplasma während der Narkose erschwert ist. Die Sauerstoff-Dépôts werden also von dem Narkotikum gewissermassen blockiert und die funktionelle Lähmung in der Narkose ist eine Form der Erstickung.

Eine Lähmungsform, die dem Typus der Erschöpfung folgt, ist dagegen *die Wärmelähmung* im ersten Stadium. Bei steigender Temperatur tritt bekanntlich zunächst eine Erregung, dann eine Lähmung der Ganglienzellen ein. Wie *Winterstein* (l. c.) experimentell feststellen konnte, beruht diese Lähmung darauf, dass der Sauerstoffvorrat der Ganglienzelle durch die infolge der hohen Temperatur entstehende funktionelle Erregung verbraucht und nicht in gleichem Masse wieder ersetzt werden kann (1). Die Wärmelähmung im ersten Stadium kann daher, wie gesagt, nur durch Erniedrigung der Temperatur und neue Sauerstoffzufuhr beseitigt werden. Also auch die Wärmelähmung im ersten Stadium stellt sich als eine, aber wieder in anderer Weise als die Narkose zustande kommende *Erstickung* der Ganglienzelle heraus. Steigt die Temperatur noch höher, so gerinnen lebenswichtige Erweisskörper, wie *Halliburton* (2) vom Neuroglobulin gezeigt hat. Gleichzeitig verschwinden die *Nissl*'schen Schollen. Damit erfolgt der Tod. Alle diese Erfahrungen sind wichtig für die Beurteilung des Hitzschlages.

Einen ganz anderen Typus der Lähmung wieder zeigt uns die *Kältelähmung* der Ganglienzelle. Mit Erniedrigung der Temperatur sinkt auch die Intensität der funktionellen Stoffwechselprozesse, weil die Dissoziation in der Kälte geringer wird. Darauf beruht die Kältelähmung. Infolgedessen kann auch bei niedriger Temperatur eine Füllung der Sauerstoffdépôts erfolgen, weil der Verbrauch an Sauerstoff stark herabgesetzt ist.

Wiederum einen anderen Typus der Lähmung repräsentiert die *Wasserstarre*. Wie *Morowitz* (3) in nicht veröffentlichten Versuchen gezeigt hat, kann leicht und schnell experimentell eine völlige Lähmung der Ganglienzellen hervorgebracht werden durch eine künstliche Zirkulation mit destilliertem Wasser und wieder aufgehoben werden durch eine Zirkulation mit einer dem Blut isotoni-

(1) Vergl. oben das über den Einfluss der Temperatur auf die Füllung der Sauerstoffdepôts Gesagte.

(2) Halliburton, The coagulation-temperature of cell-globulin and its bearing on hyperpyrexia. In the Archives of Neurology, Vol. II.

(3) Vergl. Max Verworn, Die Biogenhypothese. Jena 1903.

schen Salzlösung. Hier ebenso wie bei der Wasserstarre des Muskels und anderer lebendiger Objekte kommt die Lähmung vermutlich dadurch zu stande, dass Wassermoleküle sich zwischen die im Stoffwechsel mit einander agierenden Stoffe drängen und so deren Umsetzungen rein mechanisch verzögern, denn wir sehen bei Wasserentziehung durch hyperisotonische Lösungen umgekehrt die Erregbarkeit steigen.

Zweifellos gibt es noch manchen anderen Modus der Lähmung, denn bei dem unbedingten Abhängigkeitsverhältnis, in dem die einzelnen Glieder des Stoffwechselgetriebes von einander stehen, wird man von den verschiedensten Stellen aus durch Anhalten eines einzelnen Teils das ganze Räderwerk zum Stillstand bringen können.

Nur auf eine Gruppe von Erscheinungen muss ich noch kurz hinweisen, die ebenfalls in einer verzögernden Wirkung von Reizen auf den Ablauf des Lebensvorganges bestehen. Das sind die *Hemmungserscheinungen*. Die Hemmungsvorgänge in den Ganglienzellen spielen wohl eine ebenso grosse Rolle in unserem gesammten Nervenleben wie die Erregungsvorgänge, denn fast überall, wo wir Erregungsvorgänge finden im motorischen wie im sensorischen Gebiet, kennen wir auch Hemmungsvorgänge, die mit ihnen interferieren [1]. Das Prinzip ist immer dasselbe: durch einen nervösen Impuls wird in einer Ganglienzelle eine bestehende Erregung aufgehoben oder der Eintritt einer Erregung verhindert. Aber was geschieht bei den nervösen Hemmungsvorgängen in der gehemmten Ganglienzelle? Diese Frage ist auch heute noch immer sehr dunkel.

Aeusserlich betrachtet, erweisen sich die Hemmungsvorgänge als Antagonismen der dissimilatorischen Erregungsprozesse, aber sehen wir genau zu, so ist für eine dissimilatorische Erregung ein zweifacher Antagonismus denkbar, einerseits eine assimilatorische Erregung, andererseits eine dissimilatorische Lähmung. Welcher von beiden Vorgängen ist in der Hemmung realisiert? Im Hinblick auf die Farbentheorie *Herings*, im Hinblick auf die Anschauungen *Herings* und *Biedermanns* über die polaren Wirkungen des konstanten Stromes am Muskel und auf meine eigenen Beobachtungen der Stromwirkungen an der Amöbe und endlich im Hinblick auf *Gaskells* Feststellung der positiven Schwankung am Herzen nach Vagusreizung war ich früher geneigt, mit diesen Forschern die Hem-

---

[1] Vergl. *Max Verworn*, Beiträge zur Physiologie des Zentralnervensystems I. Teil. Die sog. Hypnose der Tiere. Jena. 1898.

mmungserscheinungen als einen Ausdruck assimilatorischer Erregung aufzufassen. Es erschien mir ausserdem schwierig, die auf einen einfachen Nervenreiz hin plötzlich eintretende und im Moment des Aufhörens der Reizung ebenso plötzlich wieder verschwindende Hemmung im Zentralorgan als eine Lähmung zu denken, da mir im Nervensystem sonst keine so plötzlich auf verhältnismässig schwache Reize eintretenden und so momentan wieder verschwindenden Lähmungen bekannt waren (1). Indessen meine Jahrelang vergeblich fortgesetzten Bemühungen, einen klaren und einwandsfreien Fall zu finden, in dem ein nervöser Impuls *primär* eine assimilatorische Erregung erzeugt, vor allem aber meine Studien über das Refraktärstadium der Ganglienzellen beim Strychninfrosch haben mich mehr und mehr von dieser Auffassung des Hemmungsvorganges abgebracht. Ich muss gestehen, dass mir allmählich die Anschauung immer sympathischer geworden ist, die in den Hemmungserscheinungen den Ausdruck eines dissimilatorischen Lähmungsprozesses erblickt. Der hemmende Reiz macht die Ganglienzelle für die Dauer seiner Einwirkung durch relative Ermüdung oder Erschöpfung refraktär, genau so, wie beim Strychninfrosch eine andauernde, wenn auch ganz schwache Reizung mit einem faradischen Strome, alle Reflexerregbarkeit für ihre Dauer aufhebt. Vermutlich spielt bei den nervösen Hemmungserscheinungen der Erregbarkeitsgrad der Ganglienzellen eine massgebende Rolle. Indessen, das sind bisher alles nur Vermutungen, und wir müssen weitere Untersuchungen abwarten, die den Hemmungsprozess in der Ganglienzelle beleuchten. Wenn indessen die letztgenannte Auffassung richtig ist, dann haben wir in den Hemmungsprozessen nur einen speziellen im Mechanismus des Nervenlebens als besonders wichtig differenzierten Fall des Refraktärstadiums, der sich den übrigen Erscheinungen relativer Unerregbarkeit, wie sie sich bei funktioneller Beanspruchung der Ganglienzelle entwickeln, unmittelbar anschliesst.

Ich glaube mit diesem Ueberblick habe ich alles Wesentliche, was wir heute über die Vorgänge in der Ganglienzelle wissen, erschöpft.

Seit viel längerer Zeit und in viel ausgedehnterem Masse als die Ganglienzelle ist die *Nervenfaser* Gegenstand physiologischer Studien gewesen. Die allgemeine Nervenphysiologie hat seit den

(1) Max Verworn, Erregung und Lähmung. Vortrag, gehalten in der 2ten allgem. Sitzung der 68. Vers. Deutscher Naturforscher und Aerzte zu Frankfurt a. M. 1896.

Forschungen *Du Bois-Reymonds* ein grosses selbstständiges Kapitel der Physiologie gebildet. Aber dennoch sind wir bei allen diesen Untersuchungen nicht viel über die Kenntnis der auf der Oberfläche liegenden Eigentümlichkeiten des Nerven hinausgelangt. Vor allem haben uns die unzähligen Arbeiten über die elektrischen Eigenschaften des Nerven, mit denen man glaubte, dem Wesen der Nervenprozesse näher zu kommen, trotz des enormen Aufwandes an Scharfsinn, Zeit und Mühe in diesem Punkte enttäuscht. Die Kenntnis der feineren Vorgänge in der Nervenfaser ist bei dem Studium ihrer elektrischen Erscheinungen auch durch die sinnreichsten Methoden nicht um einen Schritt weiter gekommen. So wichtig die Elektrizitätsproduktion des Nerven in methodischer Hinsicht ist, als Indikator für das Vorhandensein, die Dauer und die Intensität von Vorgängen im Nerven, so wenig sagt sie etwas über die Art dieser Vorgänge aus (¹). Und doch ist es höchst wahrscheinlich, dass auch die elektrischen Ströme im Nerven bei dem charakteristischen Geschehen in seiner lebendigen Substanz eine Rolle spielen, nur wissen wir noch nicht wie.

Die wenigen Erfahrungen, die wir über die Vorgänge in der Nervenfaser besitzen, datieren erst aus den letzten Jahren.

Ueber den *Ruhestoffwechsel des Nerven* liegen zwar schon aus älterer Zeit zwei Arbeiten von *Ranke* (²) und von *Ewald* (³) vor, die den Gaswechsel des Nerven untersuchten, indessen sind die Ergebnisse dieser Arbeiten, die sich im übrigen nicht bestätigt haben, heute wertlos infolge der Fehler ihrer Methodik. Ferner hat *Waller* (⁴), indem er die Elektrizitätsproduktion des Nerven als Indikator benutzte, aus dem analogen Verhalten des Nerven beim Beginne der Reizung und beim Beginne der Kohlensäurevergiftung, das beidemale eine Intensitätszunahme der Aktionsströme bemerken lässt, den Schluss gezogen, dass die Tätigkeit des Nerven mit Kohlensäureproduktion verbunden ist. Ich muss sagen, dass, so wahrscheinlich es auch ist, dass der lebende Nerv Kohlensäure in geringer Menge produziert, die Schlussfolgerung *Wallers* doch etwas gewagt erscheint. Dagegen hat *H. von*

(¹) *Hering*, Zur Theorie der Nerventätigkeit, pag. 1. Leipzig 1899.

(²) *J. Ranke*, Die Lebensbedingungen des Nerven. Leipzig, 1868.

(³) *Ewald*, Ueber die Abhängigkeit des tätigen Nerven vom Sauerstoff. In Pflügers Archiv. Bd. 2, 1869.

(⁴) Waller, The action of anæsthetics upon isolated nerve. In Journ. of Physiol. Vol. XVIII. 1895.

Baeyer (¹), der auf meinen Wunsch die Frage des Sauerstoffbedarfs der Nervenfaser mit neuen und einwandsfreien Methoden in Angriff nahm, zum ersten Male den direkten Beweis geliefert, dass der lebendige Nerv Sauerstoff braucht zur Unterhaltung seiner Erregbarkeit und Leitfähigkeit. *H. v. Baeyer* konnte feststellen, dass der markhaltige Nerv in absolut reinem Stickstoff nach einigen Stunden seine Erregbarkeit und Leitfähigkeit verliert und dieselbe nach Zuleitung von Sauerstoff sofort wieder gewinnt. *Fr. Fröhlich* (²), der die Untersuchungen *von Baeyers* fortsetzte, konnte die Erfahrungen über das Schicksal des Sauerstoffs im Nerven noch beträchtlich erweitern. Es stellte sich heraus, dass der Nerv ebenso wie die Ganglienzelle einen Reservevorrat von Sauerstoff enthält, der in seinem Umfange abhängig ist von der Temperatur, unter der die Tiere leben. Bei Tieren, die unter niedriger Temperatur gehalten werden, ist er bedeutend grösser als bei Tieren, die unter höherer Temperatur leben, so dass die Nerven der ersteren viel längere Zeit zu ihrer Erstickung brauchen als die der letzteren, wenn auch die Temperatur während des Versuchs in beiden Fällen die gleiche ist. Ferner hat sich gezeigt, dass der Nerv ganz ungeheuer sauerstoffgierig ist, wenn sein Sauerstoffvorrat in reinem Stickstoff erschöpft wurde. Es genügt, einem erstickten Nerven eine Minute lang Sauerstoff zuzuführen, um ihn wieder für mehr als eine Stunde erregbar und leitfähig zu machen. Wie mit zunehmender Erstickung des Nerven in reinem Stickstoff die Erregbarkeit allmählich immer mehr sinkt, so steigt mit Aufnahme von neuem Sauerstoff die Erregbarkeit bis zu ihrer normalen Höhe wieder an. Aller über diesen Punkt hinaus aufgenommene Sauerstoff wird als Reservevorrat aufgespeichert. So steht die Erregbarkeit wie bei der Ganglienzelle im engsten Abhängigkeitsverhältnis von dem vorhandenen Sauerstoff. Das sind bisher die einzigen einwandsfreien Tatsachen vom Ruhestoffwechsel des Nerven.

Mit dem Nachweis des Sauerstoffwechsels ist auch die Erforschung der *Reizwirkungen am Nerven* in ein neues Stadium getreten. Dass der Nerv selbst durch verschiedenartige Reize *erregbar* ist, war eine alte Erfahrungstatsache, aber bis in die letzten Jahre hatte man sich vergeblich bemüht, durch erregende Reize *Ermü-*

(¹) H. v. Baeyer, Das Sauerstoffbedürfnis des Nerven. In Zeitschr. f. allgem. Physiol. Bd. II, 1902.

(²) Friedrich W. Fröhlich, Das Sauerstoffbedürfnis des Nerven. In Zeitschr. f. allgem. Physiologie. Bd. III, 1903.

dungserscheinungen am Nerven hervorzurufen und so galt der Nerv bis in die letzte Zeit als unermüdbar. Ja, es gab viele Physiologen, welche aus diesem Grunde glaubten, dass die Erregung und Erregungsleitung des Nerven überhaupt nicht direkt mit einem Stoffwechsel seiner lebendigen Substanz verknüpft sei. Nach den Erfahrungen, die ich über die Arbeitslähmung (¹) der Ganglienzellen und die Rolle des Sauerstoffmangels dabei gemacht hatte, war es mir klar, dass wenn man überhaupt eine Arbeitslähmung beim Nerven erhalten will, man vor allen Dingen auf den Sauerstoff sein Augenmerk richten müsse. Das gab den Anlass zu neuen Untersuchungen *H. v. Baeyers* über das Sauerstoffbedürfnis des Nerven. Nachdem diese Vorfrage im positiven Sinne beantwortet war, musste die Frage geprüft werden, ob der Nerv bei relativem Sauerstoffmangel durch erregende Reize arbeitslahm gemacht werden kann. Diese Untersuchungen begann bereits *H. v. Bayer*. Sie wurden dann fortgeführt von *Fröhlich*, der sich ebenso wie *von Baeyer* mit dem Sauerstoffwechsel des Nerven durch seine früheren Untersuchungen vertraut gemacht hatte. Inzwischen war es *Garten* (²) gelungen, ein Objekt zu finden, das sehr leicht ermüdete, das war der marklose Olfactorius des Hechtes. Hier beobachtete *Garten* bei rhythmischer Reizung mit Induktionsschlägen immer in kurzer Zeit eine Abnahme der Aktionsströme, und nach einer Pause der Reizung wieder einen Anstieg derselben. Das waren offenbar Erscheinungen der Arbeitslähmung und so mussten sich am markhaltigen Nerven analoge Erscheinungen finden lassen, wenn man geeignete Versuchsbedingungen darstellte. Dabei war vor allem zu berücksichtigen, dass der Nerv einerseits einen Vorrat an Sauerstoff enthält und dass er andererseits ganz ausserordentlich gierig nach Sauerstoff ist, so dass er seine Erregbarkeit nach Sauerstoffmangel in kürzester Zeit immer wieder regeneriert. Nach Erkenntnis dieser Tatsachen gelang es denn auch *Fröhlich* (³), bei einem bestimmten Grade der Erstickung typische Erscheinungen der Arbeits-

---

(¹) Da ich die bei angestrengter Arbeit eintretende Lähmung in zwei ganz verschiedene Komponenten, die «Ermüdung» und die «Erschöpfung» zerlegt habe (vergl. *Max Verworn*, Allgemeine Physiologie. I. Aufl. Jena 1895. — ferner «Ermüdung, Erschöpfung und Erholung der nervösen Zentra. In Arch. f. Physiol. 1900, Suppl.) so möchte ich, um den bisher auf die Gesammterscheinung angewendeten Ausdruck Ermüdung zu vermeiden und diesen Ausdruck nur im speziellen Sinne für die eine Komponente benutzen zu können, die Gesammterscheinung, d. h. Ermüdung und Erschöpfung, als «Arbeitslähmung» bezeichnen.

(²) *Garten*, Beiträge zur Physiologie der marklosen Nerven. Nach Untersuchungen am Riechnerven des Hechtes. Jena 1903.

(³) *Friedrich W. Fröhlich*, Die Ermüdung des markhaltigen Nerven. In Zeitschrift f. allgem. Physiol. Bd. III, 1904.

lähmung am markhaltigen Froschnerven zu erzielen. Wenn der Sauerstoffvorrat des Nerven bis auf einen niedrigen Grad gesunken ist, dann nimmt seine Erregbarkeit bei schnell aufeinander folgenden Reizen rasch ab und der Nerv wird refraktär, um nach Unterbrechung der Reizung schnell wieder erregbar zu werden. *Fröhlich* konnte das nach einem Reiz entstehende Refraktärstadium des Nerven bis auf 0,1 Sec. in die Länge ziehen. Folgen die Reize in diesem Zustande des Nerven schneller auf einander, so erzeugen sie keinen Tetanus mehr am zugehörigen Muskel, sondern nur noch eine einfache Anfangszuckung und der Nerv bleibt während der Dauer der Reizung refraktär. Bei diesen Versuchen ergab sich auch, dass die von *Wedensky* (1) und seinen Schülern beschriebenen Erscheinungen der «paradoxen Modifikation der Nervenleitung», die sie in einem bestimmten Stadium der Narkose beobachteten, nichts anderes sind, als eine echte Arbeitslähmung, die genau auf dieselbe Weise zustande kommt, wie die analogen Erscheinungen bei relativem Sauerstoffmangel. In der Tat hat sich ja gezeigt (vergl. oben), dass die Narkoselähmung überhaupt auf einer Behinderung der Oxydationsprozesse beruht. Analoge Resultate wie am Kaltblüternerven haben *Fröhlich* und *Tait* (2) übrigens auch am Warmblüternerven gewonnen. Versuche von *Tait*, welche die Abhängigkeit der Dauer des Refraktärstadiums von der Temperatur beweisen, harren noch ihrer Veröffentlichung.

Von den *lähmenden Wirkungen der Reize* am Nerven ist die *Wärmelähmung* von *H. v. Baeyer* (3) untersucht worden, der nachweisen konnte, dass es sich hier ebenfalls um eine Erstickung handelt. Wird ein Nerv in reinem Stickstoff bis über 40 Grad Celsius erwärmt, so verliert er in kurzer Zeit seine Erregbarkeit, die auch beim Abkühlen nicht wiederkehrt, wenn nicht dem Nerven Sauerstoff zugeführt wird. Wir haben also auch in diesem Punkte ein ganz analoges Verhalten des Nerven, wie es die Untersuchungen *Wintersteins* (s. o.) für die Ganglienzellen festgestellt haben. Die gleiche Uebereinstimmung

---

(1) *Wedensky*, Die fundamentalen Eigenschaften des Nerven unter Einwirkung einiger Gifte. In Pflügers Archiv. Bd. 82, 1900. — Ferner: Excitation, inhibition et narcose. St. Pétersbourg 1901 (Compt. rend. du 5. Congr. intern. de Physiol. à Turin.) — Ferner: Erregung, Hemmung und Narkose. In Pflügers Archiv, Bd. 100, 1903.

(2) *Friedrich W. Fröhlich und John Tait*, Zur Kenntnis der Erstickung und Narkose der Warmblüternerven. In Zeitschr. f. allgem. Physiol. Bd. IV, 1904.

(3) *H. v. Baeyer*, Das Sauerstoffbedürfnis des Nerven. In Zeitschrift f. allgem. Physiol. Bd. II, 1903.

hat *Fröhlich* (1) für die Narkose des Nerven nachgewiesen. Auch der Nerv nimmt wie die Ganglienzelle in der Narkose keinen Sauerstoff auf, trotz seiner ungeheuren Gier nach Sauerstoff, die ihn sonst im erschöpften Zustand charakterisiert. So geht denn aus allen diesen Untersuchungen an der Ganglienzelle wie am Nerven immer wieder hervor, wie ungemein tief der Sauerstoffwechsel das Leben der Zelle beherrscht und wie durch die verschiedenartigsten Einwirkungen immer in erster Linie der Sauerstoffwechsel beeinflusst wird. Für die unmittelbare Unterhaltung derLebensprozesse erscheint daher der Sauerstoffwechsel als das massgebendste Moment.

Besitzt die Nervenfaser, wie alle lebendige Substanz, einen Stoffwechsel, ist dieser Stoffwechsel wie überall durch Reize beeinflussbar, so ist die Nervensubstanz auch wie alle lebendige Substanz im Stande, den Reizerfolg von der Reizstelle aus fortzuleiten, aber der Nerv hat diese letztere Fähigkeit zu einer Spezialität entwickelt, wie kein anderes lebendes Objekt. *Die Fortleitung von Reizwirkungen ist die spezifische physiologische Funktion der Nervenfaser.* Begreiflich, dass man sich seit alter Zeit Gedanken gemacht hat über diesen so eminent wichtigen Vorgang. Die Geschichte der Vorstellungen vom Wesen des Leitungsvorgangs im Nerven gehört zu den lehrreichsten Kapiteln in der Geschichte der Physiologie. Sie zeigt uns, wie die Arbeit von Generationen in der Forschung unfruchtbar bleibt, wenn sie von einer falschen Voraussetzung geleitet wird. Diese vorgefasste falsche Meinung war die, dass der Nervenleitungsprozess ein einfacher physikalischer Vorgang sei. Natürlich hat hier ursprünglich der naheliegende Vergleich des Nerven mit dem elektrischen Leitungsdraht das Unheil gestiftet. Ich sehe hier ab von den noch naiveren physikalischen Vorstellungen, die von *Galen* bis in das XVIII. Jahrhundert herrschten, nach denen die Nervenleitung auf dem Durchgleiten eines «Spiritus» oder «Flatus nervorum» durch die «Nervenröhren» beruhen sollte und die selbst einen *Haller* noch zu der Frage führten, was nun schliesslich in den Muskeln mit dem flatus nervorum geschähe (2). Dass übrigens ähnlich naive Vorstellungen von dem Geschehen im Nervensystem auch heute noch in manchen Köpfen ihr Wesen treiben, zeigt ein Blick in die neuesten Arbeiten von

(1) *Friedrich W. Fröhlich*: Zur Kenntnis der Narkose des Nerven. In Zeitschr. f. allgem. Physiol. Bd. III, 1903.

(2) *Haller*. Elementa physiologiae corporis humani. Tomus IV, Lausannae 1762.

J. von Uexküll [1], der sich die Nervenleitung einfach als das Fliessen einer Flüssigkeit vorstellt. Es liegt indessen heute auf der Hand, dass die grob physikalischen Theorien, die den Chemismus des Stoffwechsels gänzlich ausser acht lassen, scheitern müssen und dass nach der Erkenntnis des Stoffwechsels im Nerven und seiner Eigentümlichkeiten nur eine Theorie der Nervenleitung Aussicht auf Erfolg hat, welche diese Grundtatsache des lebendigen Geschehens berücksichtigt, wie das *Hering* seit langer Zeit schon immer gefordert hat.

Bei jeder Theorie der Nervenleitung müssen eine Reihe von Punkten in Rechnung gezogen werden, von denen ich hier einige der wichtigsten hervorheben möchte.

Da der Nerv nicht autonome Impulse produziert, sondern nur Reizimpulse, die ihm von der Peripherie oder vom Zentrum her mitgeteilt werden, leitet, so entsteht zunächst die Frage: *welche Vorgänge* in den von ihm mit einander verbundenen Zellen *leitet der Nerv überhaupt?* Sicher ist zunächst, dass er den Vorgang der dissimilatorischen Erregung der mit ihm in Verbindung stehenden Zellen zu übermitteln im Stande ist. Die in einer Ganglienzelle der Vorderhörner entstehende dissimilatorische Erregung wird durch den motorischen Nerven als motorischen Impuls zum Muskel geleitet und erzeugt in diesem ebenfalls dissimilatorische Erregung. Das ist der Typus der Nervenleitung. Es fragt sich aber, ob der Nerv auch assimilatorische Vorgänge und Lähmungs- resp. Hemmungsprozesse, die sich in einer Ganglienzelle abspielen, auf andere Elemente zu übermitteln im Stande ist. Versuche in dieser Hinsicht am Frosch und am Hund haben mir gezeigt, dass das nicht der Fall ist [2]. Verbindet man einen Muskel mit einer Schreibvorrichtung, prüft man die Erregbarkeit seines freigelegten motorischen Nerven von Zeit zu Zeit mit submaximalen Oeffnungsinduktionsschlägen und ruft man nun in seinen motorischen Ganglienzellen die Prozesse der überwiegenden Assimilation, der Lähmung durch Arbeit oder Narkose, der Hemmung bestehender tonischer Erregung experimentell hervor, so müsste, falls diese Vorgänge als solche durch den Nerven geleitet würden, sich das durch Erregbarkeitsveränderungen des Nerven, also durch Veränderung

---

(1) *J. von Uexküll*, Leitfaden in das Studium der experimentellen Biologie der Wassertiere. Wiesbaden 1905.

(2) *Max Verworn*, Zur Physiologie der nervösen Hemmungserscheinungen. In Arch. f. Anat. u. Physiol. Physiologische Abteilung. Suppl. 1900.

der Kurvenhöhen des zuckenden Muskels bemerkbar machen. In allen meinen Versuchen war aber keine Spur davon zu sehen [1]. *Weder die Vorgänge der Assimilation, noch die verschiedenen Vorgänge der Lähmung, noch die Hemmungsprozesse in der Ganglienzelle werden durch den Nerven fortgepflanzt. Was im Nerven geleitet wird, ist einzig und allein der Vorgang der dissimilatorischen Erregung.* Das ist eine sehr wichtige Tatsache, denn sie macht es im höchsten Grade wahrscheinlich, dass auch in den spezifischen Hemmungsnerven, wie z. B. im Herzvagus, nicht etwa spezifische Hemmungsprozesse geleitet werden. In der Tat zeigt ja auch das elektrische Verhalten des Herzvagus volle Uebereinstimmung mit dem jedes anderen Nerven. Eine positive Schwankung des Demarkationsstromes, wie sie bei Vagusreizung am tonisch erregten Herzmuskel zu sehen ist, zeigt der Herzvagus selbst nicht. Seine Fasern geben wie die jedes anderen Nerven bei ihrer Tätigkeit immer nur eine *negative* Schwankung, obwohl sie den Herzmuskel hemmen. Aber noch mehr. Die Versuche von *Langley* [2], über die Verheilung des Vagus mit dem Halssympathicus, bei denen durch Vagusreizung die charakteristischen Sympathicuswirkungen hervorgerufen werden können, zeigen nach den jüngsten Erfahrungen über Nervenverheilung meiner Meinung nach einwandsfrei, dass der Enderfolg der Innervation in qualitativer Beziehung lediglich von der Art und dem Zustande des Endorgans abhängig ist, nicht aber von der zuleitenden Nervenfaser. Nach alledem scheint mir die Annahme berechtigt zu sein, *dass alle Nervenleitung auf dem gleichen Prinzip beruht, nämlich auf der Fortpflanzung einer dissimilatorischen Erregung*, d. h. auf demselben Prinzip wie die Erregungsleitung in aller lebendigen Substanz. Damit ist keineswegs gesagt, dass die Stoffwechselprozesse, welche eine dissimilatorische Erregung erfahren, in allen

---

(1) Die von *Bethe* (Allgem. Anatom. u. Physiol. des Nervensystems, pag. [illegible]) bezüglich der Hemmung angedeutete Möglichkeit, dass in meinen Versuchen durch die für den Ausschluss aller störenden Bewegungen getroffenen Vorsichtsmassregeln, von vornherein so starke Hemmungen gegeben seien, dass ev. tonische Erregungen, die durch den Nerven hätten übertragen werden können, ausgeschaltet waren, und dass daher bei Hemmung der Zentren keine Veränderung der Zuckungshöhen des Muskels eintreten konnte, übersieht seltsamer Weise die Tatsache, *dass* ich ja gerade den zentralen Tonus künstlich hergestellt hatte und sein Aufhören bei der experimentell erzeugten Hemmung graphisch registrierte, um damit einen sichtbaren Indikator für den tatsächlichen Eintritt und die Dauer der Hemmung zu haben.

(2) *J. N. Langley*: Note on the experimental junction of the vagus nerve with the cells of the superior cervical ganglion. In Proceed. of the Royal Soc. London. 1898. Vol. LXII. — Derselbe: On the union of cranial automatic (visceral) fibres with the Nerve cells of the superior cervical ganglion. In Journ. of Physiology. Vol. XXIII. 1898.

Nerven genau die gleichen sein müssten. Wir werden das um so weniger annehmen dürfen, als bei den verschiedenen Tieren und selbst bei ein und demselben Tier verschiedene Nerven morphologisch wie physiologisch ihre speziellen Eigenschaften besitzen können. In diesem Sinne wird man *Hering*(1) beistimmen dürfen, der vom Boden der Neuronlehre aus den Nerven die «gleiche spezifische Energie» zuschreiben zu müssen glaubt wie den Ganglienzellen. Das Prinzip der Leitung bleibt aber dadurch unberührt. Es ist in motorischen wie in inhibitorischen, in sensiblen wie in sekretorischen, in elektromotorischen wie in photomotorischen Nerven immer einzig und allein die Fortleitung einer dissimilatorischen Erregung, und der spezifische und verschiedenartige Enderfolg hängt lediglich von der spezifischen Beschaffenheit des Endorgans ab.

Ein anderer wichtiger Punkt, der bei jeder Theorie der Nervenleitung berücksichtigt werden muss, ist *die untrennbare Abhängigkeit der Leitfähigkeit des Nerven von seiner Erregbarkeit*. Seitdem *Schiff* (2) zum ersten Male eine Trennbarkeit von Erregbarkeit und Leitfähigkeit des Nerven nachzuweisen gesucht hatte, haben eine ganze Reihe von Forschern in sehr widersprechender Weise diese Frage behandelt. Die Tatsache, welche der Ansicht von einer Trennbarkeit beider Fähigkeiten immer wieder Nahrung gab, war die, dass einzelne Forscher wirklich in bestimmten Zuständen des Nerven die Erregbarkeit für einen bestimmten Reiz erlöschen sahen, während die Leitfähigkeit noch bestand und dass wieder andere die Erregbarkeit noch bestehen sahen, während die Leitfähigkeit völlig aufgehoben war. In der Tat ist die Richtigkeit beider Beobachtungen nicht zu bestreiten. Es kommt dabei nur auf die zur Prüfung der Erregbarkeit und Leitfähigkeit benutzte Reizstärke an, wie *Fröhlich* (3) in klarer Weise gezeigt hat. Aber weit entfernt, eine Unabhängigkeit beider Fähigkeiten von einander zu erweisen, haben die Untersuchungen *Fröhlichs* vielmehr ein untrennbares Abhängigkeitsverhältnis der Leitfähigkeit von der Erregbarkeit ergeben. Erstickt oder narkotisiert man eine Nervenstrecke bis zu einem bestimmten Grad und prüft man gleichzeitig

(1) *Ewald Hering*: Zur Theorie der Nerventätigkeit. Leipzig 1899.

(2) *Schiff*. Gesammelte Beiträge zur Physiologie. Bd. 1, pag. 758. Derselbe: Ueber die Verschiedenheit der Aufnahmefähigkeit und Leitungsfähigkeit im peripheren Nervensystem. In Lehrbuch d. Nervenphysiol. 1865.

(3) *Friedrich W. Fröhlich*: Erregbarkeit und Leitfähigkeit des Nerven. In Ztschr. f. allgem. Physiol. Bd. III, 1904.

seine Erregbarkeit durch einzelne Induktionsschläge innerhalb und seine Leitfähigkeit durch Induktionsschläge oberhalb der beeinflussten Strecke, so findet man, dass die Leitfähigkeit plötzlich erlischt, sobald die Erregbarkeit innerhalb der beeinflussten Strecke bis zu einem bestimmten Grad gesunken ist. Dieser Grad kann sehr verschieden hoch liegen. Er hängt, wie schon aus den Versuchen von *Werigo* [1] und von *Dendrinos* [2] hervorgeht, ganz von der Länge der beeinflussten Strecke ab in der Weise, dass, wenn diese lang ist, die Erregbarkeit nur wenig, wenn sie kurz ist, dagegen beträchtlich sinken muss, bis die Leitfähigkeit erlischt. *Fröhlich* konnte durch seine Untersuchungen den Nachweis führen, dass die von oben her kommende Erregung beim Durchlaufen der beeinflussten Strecke allmählich mehr und mehr abnimmt und schliesslich, wenn die Strecke lang genug oder in ihrer Erregbarkeit stark genug herabgesetzt ist, vollständig in derselben erlischt. Ohne Erregbarkeit keine Leitfähigkeit. Eine Erregungswelle, deren Intensität in der beeinflussten Strecke eine allmähliche Intensitätsabnahme erfahren hat, läuft jenseits derselben in der normalen Strecke mit der abgeschwächten Intensität weiter, die sie beim Austritt aus der beeinflussten Strecke besass. Haben ferner die Untersuchungen von *R. du Bois-Reymond* [3] und *Engelmann* [4] im Gegensatz zu den Angaben früherer Autoren gezeigt, dass im normalen Nerven die Fortpflanzungsgeschwindigkeit im Verlauf der Erregung durch die Nervenfaser keine Veränderung erfährt, so konnte *Fröhlich* [5] den Nachweis führen, dass in der durch Erstickung oder Narkose beeinflussten Strecke die Geschwindigkeit der Erregungswelle eine Abnahme erfährt, um jenseits derselben wieder ihren normalen Wert zu erreichen.

Die angeführten Tatsachen lassen zur Genüge erkennen, dass es sich bei der Fortleitung der Erregung in der Nervenfaser nicht um einen einfachen physikalischen Prozess handeln kann, sondern dass dabei der Stoffwechsel im Nerven, vor allem der dissimila-

---

(1) *Werigo*: Zur Frage über die Beziehung zwischen Erregbarkeit und Leitungsfähigkeit des Nerven. In Pflügers Archiv. Bd. 76. 1899.

(2) *Dendrinos*: Ueber das Leitungsvermögen des motorischen Froschnerven in der Aethernarkose. In Pflügers Archiv. Bd. 88. 1902.

(3) *R. du Bois-Reymond*. Ueber die Geschwindigkeit des Nervenprinzips. In Zentralblatt f. Physiologie. Bd. XIII. 1899.

(4) *Th. W. Engelmann*. Graphische Untersuchungen über die Fortpflanzungsgeschwindigkeit der Nervenerregung. In Arch. f. Anat. u. Physiol. Physiologische Abteilung. 1901.

(5) *Friedrich W. Fröhlich*: Die Verringerung der Fortpflanzungsgeschwindigkeit der Nervenerregung durch Narkose und Erstickung des Nerven. In Zeitschr. f. allgem. Physiol. Bd. III. 1904.

torische Sauerstoffverbrauch, eine fundamentale Rolle spielt. Im Vordergrund jeder Theorie der Nervenleitung muss daher im Gegensatz zu den meisten bisherigen Versuchen, die mit wenigen Ausnahmen *(Pflüger, Hering)* rein physikalischen Momenten das Hauptgewicht beilegten, die Tatsache stehen, dass bei der Fortpflanzung der Erregung im Nerven ein Stoffwechselvorgang durch die ganze Strecke kontinuierlich von Querschnitt zu Querschnitt übertragen wird. Dann erhebt sich erst in zweiter Linie die Frage: Wie ist der Mechanismus dieser Übertragung eines dissimilatorischen Zerfalls der lebendigen Substanz von Querschnitt zu Querschnitt in der Nervenfaser beschaffen? In dieser Beziehung liegt der Gedanke am nächsten, den *Pflüger* [1] bekanntlich zuerst geäussert hat, dass eine explosionsartige Übertragung des dissimilatorischen Zerfalls von Molekül zu Molekül vorliegt, etwa wie in einer Zündschnur. Zweifellos findet ein solcher dissimilatorischer Zerfall von Molekül zu Molekül statt, bei dem die Explosion des einen Moleküls eine Bedingung für den explosiven Zerfall des nächsten ist u. s. f. Aber voraussichtlich ist der Vorgang nicht so einfach wie bei einer Zündschnur. Bei dem verhältnismässig grossen Wassergehalt der lebendigen Substanz ist es kaum denkbar, dass die geringe, bei dem explosiven Zerfall eines oder weniger Moleküle entstehende Wärmemenge ausreicht, um wie bei der trockenen Zündschnur benachbarte Moleküle direkt zum Zerfall zu bringen. Auch eine nasse Zündschnur ist nicht im Stande, den explosiven Zerfall ihrer Moleküle fortzuleiten. Die *Wärme* wird man daher als Übermittler der Erregung von Querschnitt zu Querschnitt im Nerven kaum betrachten dürfen. Man könnte aber daran denken, dass die *mechanische* Erschütterung, die jedes Molekül durch seine Explosion auf das benachbarte ausübt, den Anstoss zu dem wellenartigen Fortschreiten des Zerfalls geben könnte. Das wäre jedoch nur möglich, wenn die explosiblen Moleküle durch die ganze Länge der Nervenfaser, wie sich *Pflüger* das allerdings gedacht hat, chemisch miteinander zu faserförmigen Riesenmolekülen verkettet wären. Indessen einer solchen starren Verkettung widersprechen unsere ganzen neueren Erfahrungen über die Flüssigkeitsnatur der lebendigen Substanz. Bleiben uns als Uebermittler des fortschreitenden Zerfalls noch *elektrische* Kräfte, deren Entstehung bei der Erregungsleitung wir ja in der Tat in Form des Aktions-

---

(1) *Pflüger*, Ueber die physiologische Verbrennung in den lebendigen Organismen. In Pflügers Archiv. Bd. 10, 1875.

stromes beim Nerven seit langer Zeit kennen. In dieser Beziehung erfordert in erster Linie die «*Kernleitertheorie*» des Nerven Beachtung. Diese ursprünglich rein physikalische Theorie, welche die Nervenleitung wie bei einem mit feuchter Hülle umgebenen Draht («Kernleiter») auf Polarisation an der Grenzfläche zwischen dem Kern (Axencylinder oder, wie *Boruttau* meint, Neurofibrille) und der umgebenden Hülle (Nervenmark, nach *Boruttau* Grundsubstanz des Axencylinders) zurückzuführen sucht, hat, wie ihre Hauptvertreter *Hermann* ([1]), *Boruttau* ([2]), *Cremer* ([3]), allmählich erkannt haben, immer mehr Modifikationen verlangt, die dem Stoffwechsel in der lebendigen Substanz Rechnung tragen. Nachdem dann *Nernst* ([4]) und *Zeyneck* ([5]) die Theorie aufgestellt hatten, dass jede Reizung in der lebendigen Substanz, der die Eigenschaften eines Systems mit semipermeabler Membran zukommen, Aenderungen der Ionenkonzentration hervorruft und dass die dabei auftretenden Konzentrationsströme die Nervenleitung vermitteln, hat auch *Boruttau* schliesslich noch diesen Gedanken in seine Kernleitertheorie aufgenommen und den Begriff der Polarisation an der Grenzfläche zweier Elektrolyten durch den Begriff der Konzentrationsänderung an den Oberflächen einer semipermeablen Membran ersetzt. So hat die Kernleitertheorie allmählich ein ganz anderes Gesicht angenommen als sie ursprünglich zeigte, und es ist nicht unwahrscheinlich, dass sie noch weitere Metamorphosen durchmachen wird. Schliesslich bleibt es fraglich, ob überhaupt

(1) *Hermann*: Ueber eine Wirkung galvanischer Ströme auf Muskeln und Nerven. In Pflügers Arch. Bd. 5 und 6, 1872. Derselbe: Weitere Untersuchungen über den Elektrotonus insbesondere die Erstreckung desselben auf die intramuskulären Nervenenden. Ebenda 7, 1873. Derselbe mit *Samways*: Untersuchung zur Lehre von der elektrischen Nerven- und Muskelreizung. IV. Ueber wellenartig ablaufende galvanische Vorgänge am Kernleiter. Ebenda 35, 1885. Siehe ferner *Hermanns* Arbeiten in den Bänden 38, 42, 67, 71, 75, 78, und 83 von Pflügers Archiv.

(2) *Boruttau*: Neue Untersuchungen über die am Nerven unter der Wirkung erregender Einflüsse auftretenden elektrischen Erscheinungen. In Pflügers Archiv. Bd. 58, 1894. — Derselbe: Fortgesetzte Untersuchungen über die elektrischen Erscheinungen am tätigen Nerven. Ebenda Bd. 59, 1895. — Derselbe: Weiter fortgesetzte Untersuchungen über die elektrischen Erscheinungen am tätigen Nerven. Ebenda. Bd 63, 1896. — Derselbe: Graphische Rheotomversuche am Nerven, Kernleiter und Muskel. Ebenda 63, 1896. — Derselbe: Die Theorie der Nervenleitung. Ebenda, Bd. 76, 1899. — Derselbe: Die Aktionsströme und die Theorie der Nervenleitung. Ebenda Bd. 81, 1900., Bd. 84, 1901 und Bd. 90, 1902. — Derselbe: Zur Geschichte und Kritik der neueren bioelektrischen Theorieen nebst einigen Bemerkungen über die Polemik in der Elektrophysiologie. Ebenda 105, 1904.

(3) *Cremer*: Zum Kernleiterproblem. In Zeitschr. f. Biologie Bd. 37, 1899. Derselbe: Ueber Wellen und Pseudowellen. Ebenda Bd. 40, 1900. Derselbe: Ueber Vorgänge am begrenzten Ideal-Kernleiter. Ebenda Bd. 40, 1900.

(4) *Nernst*: Zur Theorie der elektrischen Reizes. Ebenda 1899.

(5) *Zeyneck*: Ueber die Erregbarkeit der sensiblen Nervenendigungen durch Wechselströme. In Nachr. d. Kön. Ges. d. Wiss. z. Göttingen, 1899.

die anscheinende Kernleiterstruktur des Nerven eine wesentliche Bedingung des Nervenleitungsvorganges repräsentiert. Wenn auch die Annahme einer Uebermittelung des dissimilatorischen Zerfalls von Querschnitt zu Querschnitt durch die Entwickelung von localen electrischen Strömen die meiste Wahrscheinlichkeit hat, so wird es doch vorläufig zweckmässig sein, sich über Entstehung und Ablauf dieser Ströme zunächst keine zu speziellen Vorstellungen zu machen.

Die alte Frage schliesslich, ob eine in der Continuität des Nerven erzeugte Erregung von der Nervenfaser nach beiden Richtungen hin geleitet wird, ist heute in bejahendem Sinne entschieden worden. Hier hat sich der Aktionsstrom bez. die negative Schwankung methodisch als Indikator für den beiderseitigen Ablauf der Erregung sehr brauchbar erwiesen, indem sie die Unsicherheit welche dem Resultat aller früheren zu diesem Zwecke angestellten Versuche an Nerven verschiedener physiologischer Leitungsrichtung anhaftete, völlig vermieden.

* * *

Das ist in kurzen Zügen ein Ueberblick über unsere heutigen Kenntnisse vom Geschehen in den Elementen des Nervensystems. Sie sehen, meine Herren, dass das Bild noch sehr viele Lücken hat, die wir vorläufig nur durch Vermutungen ausfüllen können. Aber wir haben doch in den letzten Jahren einen bedeutenden Vorstoss gemacht und es ist nach diesen Erfahrungen mit Bestimmtheit zu erwarten, dass uns die nächsten Jahrzehnte auf diesem trotz zahlreicher Arbeiten noch ziemlich jungfräulichen Gebiet um einen tüchtigen Schritt weiter führen werden. Mit der weiter vordringenden Erkenntniss der nervösen Elementarvorgänge aber gewinnen wir mehr und mehr die Grundsteine, aus denen sich die complexen Lebenserscheinungen des Nervensystems bis zu den kompliziertesten Bewusstseinserscheinungen hin aufbauen, deren Analyse das Endziel aller Nervenphysiologie ist (1).

(1) Dans le rapport de M. Verworn il s'est échappé quelques fautes d'impression que nous nous empressons de corriger :

Pag. 29 — 16e ligne — *die Sätze* au lieu de *selbe Sätze*
» » — 11e » — letzeren » » letzerem
» 30 — 29e » — maint » » meinte
» 31 — 3e » de la note — seine Definition » » eine D.
» 32 — 8e » — kömmen wie *Bethe* » » können

THÈME 8. — SUR L'ACTION PHYSIOLOGIQUE ET PATHOLOGIQUE DU RADIUM, SPÉCIALEMENT AU POINT DE VUE DE L'ŒIL

(Ueber die physiologische und pathologische Wirkung der Radiumstrahlen mit besonderer Berücksichtigung des Auges)

Par M. le Dr. A. BIRCH-HIRSCHFELD (Leipzig)
Privat-Docent à la clinique ophthalmologique

Die Wirkung der Radiumstrahlen auf verschiedene Gewebsarten hat sicherlich nicht nur ein wissenschaftliches, sondern sicherlich auch ein praktisches Interesse.

Ehe wir radioaktive Substanzen für therapeutische Zwecke verwerten, müssen wir den Einfluss kennen, den dieselben auf das normale Gewebe ausüben. Nur dann, wenn wir die Wirkungsweise auf experimentellem Wege erprobt, durch genaue anatomische Untersuchungen festgestellt haben, vermögen wir die Indikation für die therapeutische Verwendbarkeit richtig abzugrenzen und Schädigungen und Enttäuschungen zu vermeiden, die sich als Folge blinden Experimentierens bald genug einstellen würden.

Die Radiumlitteratur ist, wenn auch erst wenige Jahre seit der Entdeckung dieser Strahlenart verflossen sind, ganz beträchtlich angewachsen. Ein Referat über sämtliche, die physiologische Wirkung der Radiumstrahlen betreffenden Publikationen zu geben, überschreitet weit den Rahmen dieses Vortrages.

Ich werde mich deshalb auf einige Hauptpunkte beschränken, die besonderes Interesse beanspruchen können, wobei mir neben den Berichten der Litteratur eigene Erfahrungen, die ich bei der Untersuchung der Radiumwirkung auf das Auge gewonnen habe, als Grundlage dienen.

Da das Auge und dessen Umgebung sehr verschiedene Gewebsarten enthält (Haut, Schleimhaut, Muskeln, Nerven und Ganglienzellen, die gefässlose Hornhaut und die gefässreiche Iris und Chorioidea) können wir hier an einem Organe die verschiedenartige Wirkung des Radiums auf verschiedene Gewebe nach gleichdauernder Bestrahlung und unter gleicher Bestrahlungsintensität beobachten. Ausserdem muss die Kenntnis der Augenveränderungen, wo es sich um die Wirkung einer Strahlenart handelt, besonders wichtig sein.

Dass Radiumstrahlen auf die *normale Haut* eine sehr ausgesprochene Wirkung auszuüben vermögen, wurde kurz nach ihrer Entdeckung von *Walkhoff*, *Giesel*, *Becquerel* und *Curie* festgestellt.

Die Wirkung wird von Mme. *Curie* in folgender Weise beschrieben: «Wenn man auf die Haut eine Celluloid- oder eine sehr dünne Gummikapsel legt, die sehr aktives Radiumsalz enthält, und einige Zeit darauf liegen lässt, so entsteht eine Rötung der Haut, entweder sofort oder nach Verlauf einer um so längeren Zeit, je schwächer und je kürzer dauernd die Einwirkung war; dieser rote Fleck erscheint an der Stelle, die der Wirkung ausgesetzt war. Die lokale Veränderung der Haut ähnelt in Aussehen und Entwickelung einer Verbrennung. In manchen Fällen bildet sich eine Blase. Wenn die Exposition sehr lange gedauert hat, so bildet sich ein sehr schwer heilendes Geschwür.»

Die Richtigkeit dieser Angaben der Entdeckerin ist von vielen Seiten bestätigt worden.

Auch ich hatte Gelegenheit, mich mehrfach davon zu überzeugen. Band ich eine durch ein Glimmerplättchen geschlossene Ebonitkapsel, die 15 mg Radiumbromid enthielt, 20 Minuten lang auf die Haut des Armes, so entstand nach einer Latenzzeit von mehreren Tagen eine gerötete Stelle, die leicht über die Umgebung hervorragte, ganz auf die Applikationsstelle beschränkt war und nach einigen Wochen mit Hinterlassung eines Pigmentflecks verschwand. Tiefgreifende Veränderungen an der Lidhaut habe ich mehrfach bei Experimenten am Kaninchen beobachten können. Die anatomische Untersuchung zeigte z. B. in einem Falle, wo 20 mg Radiumbromid 2 Stunden lang auf das Lid des Versuchstieres aufgebunden wurden, nach 4 Wochen: Degeneration und Abstossung des Epithels, Entstehung eines Substanzverlustes mit dichter Rundzelleninfiltration, die tief in das subkutane Gewebe reichte und stellenweise die Orbicularisfasern auseinandergedrängt und zur Atrophie gebracht hatte, Schwund der Haarpapillen und leichte Veränderungen am Gefässendothel, bestehend in Schwellung dieser Schicht und Verengerung des Gefässlumens.

Exner und *Holzknecht* fanden, indem sie die Dauer der Bestrahlung, Dauer der Latenzperiode, Höhe und Dauer der sichtbaren Reaktion auf die Haut beobachteten, *gesetzmässige* Wechselbeziehungen insofern, als die Bestrahlungszeit in umgekehrtem Verhältnis zur Latenzzeit, in geradem zur Höhe und Dauer der Reaktion stand.

Diesen Angaben kann ich nach dem Ergebnisse meiner Versuche am Auge des Kaninchen und dessen Umgebung nicht völlig beipflichten. Die schädliche Dosis liess sich hierbei schwer abgrenzen. Ausser der Expositionszeit und der Radioaktivität des verwendeten Präparates scheinen auch *individuelle Faktoren* in Frage zu kommen. Das gleiche gilt übrigens für die Wirkung der Röntgenstrahlen, wie besonders von *Freund* hervorgehoben wird.

Die Wirkung der Radiumstrahlen auf die Haut kann man nach ihrem anatomischen Charakter teils als entzündliche, teils als degenerative ansprechen.

Auffallend ist zunächst das Latenzstadium, das an der Haut nach 6stündiger Bestrahlung mit 20 mg Radiumbromid ungefähr 3 Tage dauert. Doch ist zu bedenken, dass sich mikroskopische Veränderungen bereits 1 Stunde nach der Bestrahlung nachweisen lassen. Dieselben bestehen in einer hochgradigen Infiltration mit eosinophilen Zellen in allen Schichten des Corium und in mässigem Grade in der Epidermis und den Haarwurzelscheiden, wie *Thies* sie nachweisen konnte. Später nimmt die Zahl der eosinophilen Zellen ab, während die Zahl der Lymphocyten und polynucleären Leucocyten zunimmt. Die Epithelien, die bereits vorher Veränderungen zeigten, werden durch ein Exsudat abgehoben. Am Rande des bestrahlten Bezirkes zeigen sie später deutliche Wucherungserscheinungen. Es entstehen dann Nester von Zellen, die den Cancroidperlen gleichen. Die *Hautgefässe* sind am Tage nach der Bestrahlung hyperämisch, vom dritten Tage an findet sich eine Infiltration der Gefässwand an Venen und Arterien; an letzteren ausserdem sehr eigenartige und wichtige Veränderungen des Endothels. Die Intimazellen sind blasig aufgetrieben bis zu völligem Verschluss des Gefässrohres, ihre Kerne zerfallen und die Wand wird in ein fast homogenes Band verwandelt (*Halkin, Thies, Birch-Hirschfeld*).

Es lag nahe auf diese *Gefässwandveränderungen* welche vollständig mit denjenigen übereinstimmen, die von *Gassmann* und dem Referenten nach Röntgenbestrahlung beschrieben wurden, die übrigen Veränderungen z. B. die Epitheldegeneration zurückzuführen, wie das von *Baermann* und *Linser* für die Röntgenstrahlenwirkung geschah. Doch ist dies sicherlich nicht zutreffend, da man an der gefässlosen Hornhaut das Epithel durch Radiumbestrahlung zur Degeneration bringen kann, auch wenn man nur das Zentrum bestrahlt.

Wir müssen vielmehr an einer direkten Wirkung der Strahlen auf die Epithelzelle festhalten.

Dabei soll nicht bestritten werden, dass für die exsudativen

Vorgänge im Gewebe diese Gefässwandveränderungen eine wichtige Rolle spielen.

Die *Epithelveränderungen*, die man besonders schön nach Radiumbestrahlung an dem regelmässig gebauten Hornhautepithel beobachten kann, sind nicht als einfache Zellnekrose zu bezeichnen. Der normaler Weise ovale Kern nimmt eine unregelmässige Form an. Er wird länglich-hantelförmig. Dabei erscheint die Zelle nicht selten gequollen. Häufig ist der Befund zweikerniger Zellen, die anscheinend durch direkte Kernteilung entstehen. Auch hier zeigt sich eine auffallende Uebereinstimmung mit den Befunden nach Röntgenbestrahlung. Alles deutet nicht auf ein einfaches Absterben der Zelle, sondern auf eine Propagation, die in ihrem Ablauf aber zweifellos von der Strahlenwirkung beeinflusst wird.

Die Zelle des erwachsenen Körpers verhält sich hier ähnlich wie die durch Radiumstrahlen beeinflusste pflanzliche oder tierische Keimzelle, bei welcher nach den Untersuchungen von *Bohn und Perthes, Becquerel, Dauphin, Caspari, Strebel* u. A. ein Einfluss der Strahlen auf das Zellchromatin angenommen werden muss, der sich gleichfalls nicht als ein schnelles Absterben, sondern als ein weiter fortschreitendes aber verlangsamtes Wachstum mit Entstehung von Missbildungen geltend macht.

Hier ist auch die in therapeutischer Hinsicht wichtige *bakterientötende Wirkung* der Radiumstrahlen zu erwähnen, die nicht auf einer Veränderung des Nährbodens, sondern auf einer direkten Beeinflussung der Bakterien beruht (*Dangsz, Pfeiffer u. Friedländer, Rieder*). Nach den Untersuchungen von *Aschkinass* und *Caspari* sind es im wesentlichen die α Strahlen, die bakticid wirken. Da diese im Gewebe schnell absorbiert werden, kann die Tiefenwirkung nicht beträchtlich sein. Auch ist eine sehr langdauernde Einwirkung erforderlich, um Abtötung der Bakterien zu erreichen (für die resistenten Milzbrandsporen nach *Hoffmann* 74stündige Bestrahlung mit stark wirkenden Präparaten). — Es erscheint hiernach fraglich, ob sich diese baktericide Wirksamkeit der Radiumstrahlen praktisch therapeutisch verwenden lässt.

Auch auf die *Muskelsubstanz* wirken die Radiumstrahlen, wie die Versuche von *Thies* im Gegensatz zu den Angaben von *Dangsz* feststellen konnten. Nach 6stündiger Bestrahlung mit 20 mg zeigten am dritten Tage das Sarkoplasma und die Kerne des Sarkolemms Zerfallserscheinungen. Die *Muskelfascie* verlor ihre

Bindegewebekerne, ihre Fasern verbreiteten sich und wurden bald durch junges Bindegewebe ersetzt.

Analoge Veränderungen fanden sich am *Bindegewebe*. Dagegen zeigten die *elastischen Fasern* grosse Widerstandsfähigkeit gegen die Strahlenwirkung.

Hyaliner Knorpel lässt an den intensiv bestrahlten Stellen Degeneration der Zellen im Perichondrium und im Knorpel selbst nachweisen. Später tritt eine starke Zellwucherung der Zellen und des Bindegewebes ein.

Auch die Wirkung des Radiums auf kompliziert gebaute Organe ist in neuerer Zeit mehrfach untersucht worden. An der *Leber* beobachtete *Thies* unmittelbar nach 6stündiger Bestrahlung mit 20 mg starke Blutfüllung der Capillaren, Haemorrhagien um die Zentralvene, blasige Auftreibung der Leberzellen und Anhäufung eosinophiler Zellen. 4 Tage nach der Bestrahlung waren die Leberzellbalken auch in grösserer Tiefe nekrotisch, hatten teilweise ihren Kern verloren und waren von Granulationsgewebe umwuchert.

Am *Testikel* konnten *Seldin*, *Schoetz* und *Thies* 14 Tage nach langdauernder Radiumbestrahlung vollkommene Azoospermie beobachten.

Von besonderem Interesse ist die Wirkung des Radiums auf die *blutbereitenden Organe*. Durch Versuche von *Kienböck*, *London*, *Boden* und *Heineke* wurde gezeigt, dass Mäuse durch Radiumstrahlen ebenso wie durch Röntgenstrahlen getötet werden können. *London* und *Boden* fanden, dass die Milz der durch Radium getöteten Tiere stark verkleinert war. *Heineke* und *Thies* untersuchten die anatomischen Veränderungen genauer und stellten fest, dass die Malpighischen Körperchen der Milz fast vollkommen ihre Lymphocyten verloren, während die Elemente des Stützgewebes stark hervortraten und grössere Mengen pigmentierter Zellen zu finden waren. Ausserdem beobachtete *Heineke* grosse polygonale oder verästelte Zellen mit blassen bläschenförmigen Kernen und reichliche teils in Leucocyten eingeschlossene, teils freiliegende Kerntrümmer. 14 Tage nach 6stündiger Bestrahlung fand *Thies* die Follikel in der Milz wieder deutlich und von normaler Grösse.

Ganz analog waren die Veränderungen an anderen follikulären Geweben (*Darmfollikel*, *Lymphdrüsen*). Durch eigene Versuche konnte ich mich mehrfach von der Richtigkeit der Beobachtungen der genannten Autoren überzeugen.

Bemerkenswert ist, dass diese Veränderungen am lymphatischen Apparat viel frühzeitiger und nach kürzerer Bestrahlung auftreten, als degenerative Veränderungen an anderen Gewebsarten. Legte ich 15 mg Radium nur 5 Minuten auf den freigelegten Darm eines Meerschweinchens, so liessen sich sehr hochgradige Zerfallserscheinungen an den Lymphocyten bereits nach wenigen Stunden anatomisch feststellen.

Am *Knochenmark* konnten bisher nach Radiumbestrahlung keine Veränderungen nachgewiesen werden (*Heineke*).

Die destruktive Wirkung des Radiums auf Lymphfollikel ist bekanntlich in neuester Zeit für die *Therapie der trachomatösen Conjunktivitis* mehrfach verwendet worden.

Das Urteil der Autoren über die Wirksamkeit dieser Therapie lautet sehr verschieden. Während *Herm. Cohn* und *Schenkowski* dauernde Heilungen, d. h. vollständigen und dauernden Schwund der bestrahlten Trachomfollikel beobachtet haben wollen, äussern sich *Darier, da Gama-Pinto, Uhthoff* und *Jacoby* weit vorsichtiger. Ich habe selbst in 10 Fällen Radiumbestrahlungen der trachomatösen Bindehaut mehrere Monate hindurch fortgeführt. In allen Fällen liess sich eine Wirkung der Bestrahlung auf die Follikel nachweisen. Dieselben flachten sich ab und schwanden teilweise ganz. Mit der Lupe liess sich diese Veränderung etwa 7 Stunden nach der Bestrahlung (10 mg Radiumbromid, 5 Minuten Bestrahlungsdauer) häufig erst nach 1—2 Tagen nachweisen. Die mikroskopischen Veränderungen bestanden in Zerfall der Lymphocyten, Abnahme der Mitosen und Auftreten von grösseren blassgefärbten Kernen, die mit den von *Heineke* im bestrahlten Milzfollikel beschriebenen epitheloiden Zellen anscheinend identisch sind. Die Uebereinstimmung zwischen der Strahlenwirkung auf den normalen Lymphfollikel und den Trachomfollikel geht noch weiter. Auch beim Trachomfollikel findet nach meinen Untersuchungen kürzere oder längere Zeit nach der Bestrahlung eine Regeneration der Lymphocyten statt, die dem schnellen Ersatz der geschädigten Gewebsbestandteile im lymphatischen Gewebe der Milz, Lymphdrüsen und Peyer'schen Plaques im Darm nach Radiumbestrahlung, wie sie *Heineke* feststellen konnte, durchaus entspricht. Wir sind also nicht berechtigt, von Dauerheilungen des Trachoms durch Radiumbestrahlung zu sprechen, wenn auch ein merklicher Einfluss der Strahlenwirkung auf die Follikel der trachomatösen Bindehaut nicht bestritten werden kann.

An dem Beispiele der Trachombehandlung mit Radium sehen

wir, wie vorsichtig wir bei Rückschlüssen von der physiologischen Wirkung der Strahlen auf ihren therapeutischen Effekt sein müssen. Wenn unter pathologischen Verhältnissen eine Gewebsart, die auch im physiologischen Zustande durch Radiumstrahlen stark beeinflusst wird, die gleichen Veränderungen darbietet, so dürfen wir hieraus noch nicht auf Heilung des zu Grunde liegenden Leidens schliessen, namentlich dann nicht, wenn sich das durch die Bestrahlung zerstörte Gewebe nach Ablauf der Strahlenwirkung von neuem bildet.

Dass auch das *Nervengewebe* durch die vom Radium ausgehenden Strahlen stark verändert werden kann, liess sich aus den Versuchen von *Danysz* folgern, der nach Applikation radioaktiver Substanzen (Chlorbarium und Radium) auf die Wirbelsäure von Kaninchen und Meerschweinchen besonders bei jüngeren Tieren Erscheinungen von Ataxie, Lähmung und Konvulsionen, in mehreren Fällen den Tod des Versuchstieres unter derartigen Symptomen eintreten sah. Anatomische Untersuchungen über die diesen klinischen Erscheinungen zu Grunde liegenden Veränderungen sind meines Wissens bisher noch nicht angestellt worden.

Am Auge habe ich den Nachweis führen können, dass die Radiumstrahlen — auch hier in völliger Uebereinstimmung mit den Röntgenstrahlen — schwere und dauernde Veränderungen an den Nervenzellen der Netzhaut herbeiführen können. Ein Kaninchen z. B., dem ich 20 mg Radiumbromid zwei Stunden lang auf das geschlossene Lid gebunden hatte und das nach einer Latenz von 8 Tagen Konjunktivitis mit starker schleimig-eitriger Sekretion, interstitielle Keratitis und Blepharitis ulcerosa darbot, liess 4 Wochen nach der Bestrahlung Abblassung der Papille ophthalmoskopisch nachweisen. Anatomisch fanden sich in der Netzhaut hochgradige Veränderungen der Ganglienzellen (nach Thionin-Erythrosinfärbung). Die meisten Zellen waren unregelmässig gestaltet, meist beträchtlich geschwellt, was namentlich dem Auftreten zahlreicher grosser und kleiner Vakuolen im Protoplasma zuzuschreiben war. Die Chromatinkörper waren meist diffus gefärbt, seltener lagen sie in Gestalt grösserer Klumpen in der Zellperipherie. Der Kern war häufig geschrumpft, blaugefärbt, sehr unregelmässig gestaltet. Auch die inneren und äusseren Körner boten deutliche Zerfallserscheinungen. In zwei anderen Fällen konnte ich die gleichen Veränderungen feststellen. Ausserdem bot hier der *Sehnerv* (nach *Marchi* untersucht) die ausgesprochenen Zeichen des Myelinzerfalles. Diese degenerativen Veränderungen der Netzhautnervenzellen nach Radiumbestrahlung, die zweifellos eine Funktionsstörung bedingen müssen, wenn sich eine solche auch beim Kaninchen klinisch nicht sicher nachweisen lässt, beanspruchen, wie ich glaube, ein allgemeineres Interesse.

Der Charakter dieser Veränderungen ist kein für Radiumbestrahlung spezifischer. Ganz ähnliche Erscheinungen lassen sich an der Netzhaut nach experimentellen Vergiftungen (Chinin, Extractum filicis, Methylalkohol, Thyreoidin), nach Sehnervendurchschneidung, experimenteller Embolie der Art. centralis retinae und als postmortale Veränderung feststellen.

Auch diese Netzhautveränderungen müssen auf *direkte* Strahlenwirkung bezogen werden und können nicht die Folge von primären Gefässläsionen sein, denn sie finden sich bei normalem Verhalten der Netzhautgefässe und auch im gefässlosen Bezirk der Kaninchennetzhaut. Ein weiterer Umstand, der für diese Anschauung spricht, besteht darin, dass man durch vitale Methylenblaufärbung nach Radiumbestrahlung der frisch dem Auge entnommenen auf dem Objektträger ausgebreiteten Netzhaut analoge Veränderungen an den Ganglienzellen (Vacuolisation, Kernschrumpfung) beobachten kann, also unter Verhältnissen, wo nur eine direkte Schädigung durch die Strahlen in Betracht kommt.

Dass diese Befunde an der Netzhaut nach Radiumbestrahlung sehr zur Vorsicht bei Verwendung des Präparates am menschlichen Auge mahnen müssen, ist einleuchtend. Die Radiumbestrahlung in die Therapie innerer Augenleiden einzuführen dürfte um so weniger zu empfehlen sein, da die physiologischen Veränderungen, die nach Radiumbestrahlung zu beobachten sind, kaum eine genügende Indikation für diese Therapie bei Erkrankungen des Bulbus ergeben.

Ueberblicken wir die nur in ihren Hauptzügen geschilderte Wirkung der Radiumstrahlen auf verschiedene Gewebsarten, so müssen wir zugeben, dass dieselbe eine recht komplizierte ist. Wenn auch alle Zellarten durch Radiumstrahlen verändert werden können und die frühere Auffassung von *Danysz*, wonach die Muskulatur und das Bindegewebe sich fast refraktär gegen diese Strahlung verhalten sollen, nach den neueren Untersuchungen von *Thies* nicht richtig ist, so ist doch der Grad der Empfindlichkeit verschiedener Zellarten ausserordentlich verschieden.

Vergleichen wir z. B. die Wirkung auf lymphatische Gewebe mit der Wirkung auf die Haut, so macht sich dieser Unterschied deutlich geltend. An ersterem beobachten wir schon bei geringer Strahlungsintensität nach sehr kurzer Latenzzeit ausgesprochene degenerative Erscheinungen, die sich aber nach wenigen Tagen ausgleichen können — an letzterer treten erst nach intensiver Bestrahlung und langer Latenz Veränderungen hervor, die sich sehr langsam im Laufe von Monaten zurückbilden.

Dass verschiedene Zellarten sehr verschieden auf Radiumstrahlen reagieren, können wir auch sehr gut am Auge beobachten. An der Hornhaut zeigt z. B. nach einmaliger Bestrahlung das Epithel ausgesprochene degenerative Veränderungen. Später erst kommt es zu einer Alteration der Grundsubstanz, die einen rein entzündlichen Charakter besitzt (Bild der interstitiellen Keratitis). Das Endothel der Descemetschen Membran bleibt intakt, ebenso das Kapselepithel und die Substanz der Linse. Dagegen reagiert die Iris mit entzündlichen Veränderungen. Im Augenhintergrund endlich macht sich der Einfluss des Radiums in einer Degeneration der Netzhautganglienzellen mit Chorioidea nur die Zeichen einer Hyperaemie darbietet.

Ein weiteres Beispiel von der verschiedenen Reaktion verschiedenartiger Zellen liefert die Beobachtung mit Radium bestrahlter Tumoren.

Bestrahlt man z. B. ein oberflächlich gelegenes Hautcarcinom, so lässt sich klinisch und anatomisch nachweisen, dass die Tumorzellen viel intensiver beeinflusst werden, als die normalen Zellen der Umgebung. Hierauf beruht der auch in kosmetischer Hinsicht so günstige Effekt der Radiotherapie.

Ich hatte wiederholt Gelegenheit, mich von der Wirksamkeit der Radiumtherapie bei malignen Tumoren in der Nachbarschaft des Auges zu überzeugen und stimme mit denjenigen Autoren überein, die im Radium eine wertvolle Bereicherung der Geschwulsttherapie erblicken (*Holzknecht*, *Macintyre*, *Davidson*, *Exner*, *Caspari* u. A.). Allerdings wird man nach Analogie der physiologischen Gewebsveränderungen nach Radiumbestrahlung nur in solchen Fällen einen ausreichenden Effekt erwarten dürfen, wo das Präparat nach Ausdehnung und Sitz der Geschwulst sich gut applizieren lässt und eine genügende Tiefenwirkung zu entfalten vermag.

Im allgemeinen können wir in anatomischer Beziehung zwischen einer entzündungserregenden und einer degenerativen Wirkung der radio-aktiven Substanz unterscheiden. Zuweilen tritt nur die erstere (z. B. in der Hornhautsubstanz), zuweilen nur die letztere (z. B. am Hornhautepithel) in Erscheinung, sehr häufig sind beide kombiniert (z. B. an der Haut) und es ist dann schwer, die Frage zu entscheiden, in welchem Wechselverhältnisse beide Arten der Wirkung zu einander stehen.

Lassen sich ausserdem im bestrahlten Gewebe noch eigenartige Gefässwandveränderungen feststellen, dann drängt sich die Vermutung auf, dass die Degeneration sowohl wie die entzündlichen Erscheinungen in denselben ihren gemeinsamen Ursprung besitzen. Dass diese Vermutung nicht mit den beobachteten Tatsachen im Einklange steht, habe ich bereits näher begründet.

Von besonderem Interesse ist nun die Frage, wie wir uns die Wirkung der Radiumstrahlung auf das Gewebe erklären sollen.

Holzknecht und *Exner* bezeichnen sie als eine Dissociation durch Umsetzung der absorbierten Strahlung in chemisch-physikalische Energie. Dies ist eher eine Umschreibung als eine Erklärung. Eine ausreichende Erklärung aber lässt sich bis jetzt, wie ich glaube, überhaupt noch nicht geben. Es würde dazu nötig sein, die chemisch-physikalischen Vorgänge, die sich unter dem Einflusse der Radiumstrahlung im Gewebe vollziehen, näher zu analysieren, wovon wir noch weit entfernt sind.

Die Möglichkeit einer Erklärung lieferten die Untersuchungen von *Gottw. Schwarz*. Derselbe beobachtete die Einwirkung der Radiumstrahlen auf das Hühnerei. Er konnte nach einer Exposition von 144 Stunden (2 cg Radiumbromid): 1. Bräunung der Kalkschale, 2. intaktes Verhalten des Eiweisses (ausser Wasserverlust), 3. Zersetzung des Dotterluteins mit Erzeugung von Trimethylamin kenntlich an seinem spezifischen Geruch, nachweisen. Die Bildung des *Trimethylamins* bezieht er auf das im Dotter reichlich enthaltene Lecithin, das bekanntlich besonders in embryonalen Zellen (Pflanzenkeime, Sporen, Knospen, Spermatozoen), in schnell wachsenden Gewebszellen (Epithelzellen, Tumorzellen) und in der Nervenzelle vorkommt. Auf alle diese Gewebsarten äussern bekanntlich sowohl die X-Strahlen als die Radiumstrahlen eine intensive, schädigende Wirkung. *Thies* hat in neuerer Zeit die Befunde von *Schwarz* trotz längerer Bestrahlungsdauer (276 Stunden) und Verwendung einer grösseren Menge von Radium (40 mg) nicht bestätigen können. Er spricht die Vermutung aus, dass unter anderen in erster Linie eine Zellsubstanz leidet, die zur Zeit der Zellteilung eine Rolle spielt, oder deren Zerfallsprodukte zur Zeit der Zellteilung eine besondere Wirkung ausüben, die sich äussert in regerer Teilung oder Zerfall der bestrahlten Zellen.»

Welcher Art diese Zellsubstanz ist und wie es kommt, dass gerade sie von den Radiumstrahlen beeinflusst wird — diese Fragen harren noch der Entscheidung.

Da bekanntlich vom Radium verschiedenartige Strahlen ausgehen, die man mit *Rutherford* nach ihrem Verhalten zum magnetischen Feld als α, β und γ-Strahlen bezeichnen kann, fragt es sich, ob einer von diesen Komponenten und welcher die physiologischen Wirkungen zukommen, oder ob dieselben sich etwa auf die verschiedenen Strahlenarten verteilen bezw. ihnen gemeinsam sind. Da bisher die Wirksamkeit der α, β und γ-Strahlen allein, auf das Gewebe nicht untersucht worden ist, was auch nicht ohne Schwierigkeit sein würde, geben unsere bisherigen Erfahrungen hierüber keine direkte Auskunft. Doch können wir indirekt diese Frage bis zu einem gewissen Grade dadurch entscheiden, dass wir die physiologische Wirkung der Radiumstrahlen mit derjenigen der Röntgenstrahlen vergleichen.

Ein solcher Vergleich gibt nun eine ganz auffallende Uebereinstimmung. Die gleichen Gewebsarten werden von beiden Strahlenarten in analoger Weise beeinflusst. Von der Wirkung auf die Haut bis zu den eigenartigen Gefässwandveränderungen der besonders intensiven aber schnell vorübergehenden Beeinflussung des lymphatischen Gewebes, der Wirkung auf die Keimzellen und Spermatozoen, den Alterationen der Netzhautnervenzellen usf., gelten für beide Strahlenarten die gleichen Verhältnisse.

Da wir nun ausserdem durch die Untersuchungen der Physiker wissen, dass die als γ-Strahlen benannten vom Radium ausgehenden durchdringenden, vom Magnetfelde nicht beeinflussten Strahlen den Röntgenstrahlen verwandt sind, liegt es nahe, dieser Strahlungskomponente die physiologischen Wirkungen zuzuschreiben.

An letzter Stelle ist bei einem Ueberblick über die physiologische Wirkung der *Sichtbarkeit der Radiumstrahlen* zu gedenken. Zuerst hat *Giesel* die Wirkung der Strahlen auf das Auge geprüft. Er beobachtete, wenn er das Präparat in die Nähe des geschlossenen Augenlides oder der Schläfe brachte, eine diffuse Helligkeit. Von *Himstedt* und *Nagel* wurde diese Erscheinung näher untersucht. Diese Autoren führen die Sichtbarkeit der Radiumstrahlen auf Fluoreszenz der Augenmedien zurück und halten sie für gleichartig mit derjenigen der ultravioletten Strahlen. Sie schreiben:

«Wir gewannen aus diesen Versuchen die Ueberzeugung, dass die ultravioletten Strahlen in derselben Weise auf die Augenmedien wirken müssen, wie die *Becquerel*-Strahlen, d. h. dadurch, dass sie durch Fluoreszenzerregung in Linse und Glaskörper eine diffuse Lichtquelle im Auge selbst schaffen.» Ob ausserdem die Netzhaut durch Radiumstrahlen direkt erregt wird, konnte von *Himstedt* und *Nagel* mit Hülfe des Aktionsstromes nicht nachgewiesen werden, doch war, wie dieselben angeben, das Präparat möglicherweise zu schwach, um eine direkte Erregung hervorzurufen.

Vergleichen wir die Sichtbarkeit der Radiumstrahlen mit denjenigen der Röntgenstrahlen, so ergeben sich Unterschiede einmal in Bezug auf die Stärke der Lichterscheinung. Beim Radium ist die Helligkeit, ein einigermassen wirksames Präparat in genügender Menge und hinreichender Dunkeladaption vorausgesetzt, so deutlich, dass kein Zweifel an der Sichtbarkeit bestehen kann. Bei Röntgenstrahlen handelt es sich dagegen um eine so geringe Lichtempfindung, dass ihre Sichtbarkeit von manchen Seiten bestritten werden konnte. Ein weiterer Unterschied besteht darin, dass Linse und Netzhaut unter Einwirkung von Radiumstrahlen fluoreszieren (*Himstedt* und *Nagel*, *London* u. A.), durch Röntgenstrahlen nicht (*Himstedt und Nagel*, *Czellitzer*, *Chalupecke*).

Wir müssen hieraus schliessen, dass bei der Erregung unseres Sehorganes nicht allein die den Röntgenstrahlen verwandten γ-Strahlen in Betracht kommen, sondern andere Strahlungen, vielleicht die den Kathodenstrahlen ähnlichen schnell absorbierten β-Strahlen. Vermutlich werden diese Strahlen bereits in den Augenmedien absorbiert und bedingen die Fluoreszenz derselben, während die nicht absorbierbaren durch das Magnetfeld unbeeinflussten γ-Strahlen ungeschwächt die Netzhaut erreichen und in derselben, wie ich nachweisen konnte, die gleichen tiefgreifenden Veränderungen der Nervenzellen hervorrufen können, die sich nach intensiver Einwirkung von Röntgenstrahlen auf das Auge beobachten lassen.

Von Interesse ist es, dass diejenigen morphologischen Veränderungen in der Netzhaut, die nach Einwirkung der leuchtenden und ultravioletten Strahlen der Sonnenspektren festgestellt sind (Kontraktionsvorgänge an Stäbchen und Zapfen, Pigmentwanderung, Bleichung des Sehpurpurs, Verminderung des Chromatins der Nervenzellen), weder durch Röntgenstrahlen, noch durch Radiumstrahlen erzeugt werden, wie sich übereinstimmend aus den

Untersuchungen von *Himstedt und Nagel, Fuchs, Kreide und Gatti, Greeff, Pergens* und *Birch-Hirschfeld* ergibt. Wenn also auch möglicherweise durch diese nicht im Sonnenspektrum enthaltenen Strahlungen eine direkte Erregung der Netzhaut hervorgerufen wird, so ist dieselbe doch so schwach, dass sie nicht zu morphologisch erkennbaren Unterschieden der Netzhautstruktur führt.

Aus dieser geringen Sichtbarkeit eine Unschädlichkeit der Radiumstrahlen für die Netzhautzellen erschliessen zu wollen, wie das von *Scholtz* für die Röntgenstrahlen geschehen ist, ist nicht angängig, da pathologische Einflüsse auf die Netzhautzellen keineswegs an eine gesteigerte Lichtempfindlichkeit gebunden zu sein brauchen.

Ein gewisses sensationelles Interesse haben die Radiumstrahlen dadurch erregt, dass nach Untersuchungen, die *Javal* und *Curie* und *London* an Augenkranken anstellten, die Hoffnung erweckt wurde, es sei möglich, die *Becquerel*-Strahlen zu diagnostischen Zwecken (*Javal*) oder zum Blindenunterricht (*London*) zu verwerten. *Javal* und *Curie* konnten an Patienten, die an Sehnervenatrophie bezw. Glaukom erblindet waren, keine Lichtempfindung hervorrufen. Dagegen erhellte sich bei einem an Netzhautabhebung leidenden Knaben das ganze Gesichtsfeld.

Dieser Erfolg war von vornherein zu erwarten, wie es auch nicht Wunder nehmen kann, dass Personen, die infolge dichter Trübung der vorderen Medien in praktischer Hinsicht als erblindet gelten (die aber noch Lichtempfindung besitzen) durch Radium einen Lichteindruck erhalten. Da diese Lichtempfindung aber jedenfalls zum guten Teil durch Fluoreszenz der Linse, des Glaskörpers oder der Netzhaut hervorgerufen wird, also eine sehr diffuse ist, wird man sie kaum zur topischen Diagnose, noch gar zu Unterrichtszwecken verwenden können.

Die Untersuchungen von *London* halten, wie *Greeff* betont, einer genauen Kritik nicht stand.

London hat nach seiner Versuchsanordnung nicht mit Radiumstrahlen selbst, sondern mit Fluoreszenzlicht experimentiert, das er durch Bestrahlung eines Fluoreszenzschirms mit Radiumstrahlen erzeugte. Dieselben Effekte hätte er, wie *Greeff* meint, mit einer Petroleumlampe und Mattscheibe erreichen können.

Ich habe an einer grösseren Zahl von Patienten die Sichtbarkeit der Radiumstrahlen geprüft und stimme *Greeff* durchaus bei, dass ein Auge, dessen lichtempfindender Apparat zerstört ist, ebensowenig durch Radiumstrahlen eine Lichtempfindung erhält, wie durch leuchtende Strahlen.

Die Erforschung der Gewebsveränderungen nach Radiumbestrahlung hat, wie ich in kurzem Ueberblick darzustellen versucht habe, zu wichtigen Tatsachen geführt und eine wissenschaftliche Grundlage für die therapeutische Verwertung dieser Strahlen geschaffen. Auch für den Physiologen und Pathologen können diese Ergebnisse nicht gleichgültig sein.

Doch müssen wir zugeben, dass wir noch weit davon entfernt sind, die beobachteten Veränderungen in ihrer Genese klar zu verstehen. Was wir anatomisch feststellen, ist offenbar ein schon weit vorgeschrittenes Stadium komplizierter Vorgänge in der Zellstruktur, die sich in ihrem Anfangsstadium einem morphologischen Nachweise entziehen.

Um zu ermitteln, welche in der Zelle enthaltenen Substanzen es sind, die durch das Radium beeinflusst werden, würde eine genauere Kenntnis des chemischen Aufbaues der Zelle und eine Ermittlung derjenigen chemischen Umsetzungen erforderlich sein, die durch das Radium hervorgerufen werden.

Die Ionisierung der Luft und des Wassers durch das Radium, worunter man eine Scheidung in kleine elektropositive und elektronegative Anteile versteht, die auf der radioaktiven Emanation beruhende induzierte Radioaktivität zahlreicher Substanzen lassen es möglich erscheinen, dass sich auch in der organischen Substanz ähnliche Vorgänge abspielen. Bezeichnen wir aber mit *Holzknecht* und *Exner* die Wirkung des Radiums auf das Gewebe als eine Dissociation durch Umsetzung der absorbierten Strahlung in chemisch-physikalische Energie, die Dissociation als die Urheberin der nekrobiotischen Erkrankung der betreffenden Zellen, so ist in diesen Worten doch keine ausreichende Erklärung der physiologischen Wirkungsweise gegeben.

Auch auf diesem Gebiete hat uns das bisher Ermittelte neue Ausblicke eröffnet und reichen Stoff für künftige Forschungen ergeben, an denen neben der Chemie und Physik auch die Physiologie Anteil nehmen wird.

LITTERATUR

1 — *Aschkinass u. Caspari* : Arch. f. Physiol. 1901, 86, p. 603.
2 — *Becquerel* : Compt. rend. 1901, p. 709.
3 — *Birch-Hirschfeld* : v. Graefe's Arch. f. Oph. 1904, LIX. Bd. p. 229.
4 — *Idem* : Klin. Monatsbl. f. Augenh., 1905.
5 — *Idem* : Münchn. med. Wochenschr., 1904, Nr. 27.

6 — *Boden :* Münchn. med. Wochenschr. 1904, Nr. 10, p. 459.
7 — *Bohn :* Comp. rend. 1903, p. 1012 u. 1085.
8 — *Chalupecky :* Centralbl. f. Augenheilk. 1897, p. 234, 267, 386.
9 — *Curie :* Untersuchungen über die radioaktiven Substanzen. 1904, Braunschweig, Tieweg u. s.
10 — *Czellitzer :* Zeitschr. f. Augenheilk. 1901, p. 428.
11 — *Darier :* Clinique ophthalm. Nr. 1904, p. 67.
12 — *Dauphin :* Compt. rend. 1904, p. 154.
13 — *Exner u. Holzknecht :* Sitzungsber. d. Acad. d. Wissensch. Wien CXII, 1903, Juli.
4 — *Freund :* Grundriss der gesammten Radiotherapie, 1903, Urban u. Schwarzenberg.
15 — *Fuchs u. Kreidl :* Centralbl. f. Physiol. X, Nr. 9, p. 249.
16 — *da Gama Pinto :* Sitzungsber. d. Oph. Gesellsch. Heidelberg, 1905.
17 — *Gassmann :* Fortschr. auf dem Geb. d. Röntgenstrahlen. 1899, II, p. 197.
18 — *Galli :* Ann. di Oftalmol. XXVI, p. 344.
19 — *Giesel :* Naturf. Vers. München, 1899.
20 — *Greeff :* Deutsche med. Wochenschr. 1904, No. 19.
21 — *Halkin :* Arch. f. Dermatol. u. Syph. Bd. LXV, p. 201.
22 — *Heineke :* Münch. med. Wochenschr. 1903, p. 2090.
23 — *Idem :* Münch. med. Wochenschr. 1904, Nr. 31.
24 — *Himstedt u. Nagel :* Ber d. Naturforschergesellschaft Freiburg. XI, 1901, p. 139.
25 — *Hoffmann :* Hygien. Rundschau. 1903, Nr. 18.
26 — *Holzknecht :* Wiener klin. Wochenschr. 1903, Nr. 27.
27 — *Jacoby :* Deutsche med. Wochenschr. 1906, Nr. 2.
28 — *Javal :* Rec. d'Ophthalm. 1902, p. 675.
29 — *Javal u. Curie :* Physical. Zeitschr. 1901, p. 362.
30 — *Kienböck :* Wien. med. Presse. 1901, 13.
31 — *Körnicke :* Ber. d. deutschen botan. Gesellsch. 1904, p. 148.
32 — *London :* Arch. f. Ophthalmol. Bd. LVII, 2, p. 342.
33 — *Macintyre :* Brit. med. Journ. 1903, 30 x.
34 — *Pergens :* Annal. de la Soc. roy. des sc. méd. Bruxelles. 1896, V, p. 389, u. 1897, I.
35 — *Perthes :* Deutsche med. Wochenschr. 1904, Nr. 17 u. 18.
36 — *Pfeiffer u. Friedberger :* Berl klin. Wochenschr. 1903, p. 640 u. 700,
37 — *Rieder :* Münchn. med. Wochenschr. 1897, Nr. 10 ; 1898, Nr. 4 ; 1902, Nr. 10.
38 — *Scholtz :* Arch. f. Dermatol. u. Syph. Bd. LIX, 1902.
39 — *Schwarz :* Arch. f. Physiol. 1903 Bd. C, p. 512.
40 — *Seldin :* Ueber die Wirkung der Röntgen- u. Radiumstrahlen auf innere Organe. Königsberg (Kümmel).
41 — *Sclenkowski :* Münchn. med. Wochenschr. 1905, 15, August.
42 — *Soddy :* Brit. med. Journ. 1903, 25 july.
43 — *Strebel :* Fortschr. auf dem Geb. d. Röntgenstrahlen. IV, p. 125.
44 — *Thies :* Mitteilungen aus d. Grenzgebieten d. Med. u. Chirurg. IX Bd. N. 5, 1905, p. 694
45 — *Uhthoff :* Sitzungsber. d. Oph. Gesellsch. Heidelberg, 1905.
46 — *Walkhoff :* Photogr. Rundschau, 1900.

Table

www.ingramcontent.com/pod-product-compliance
Ingram Content Group UK Ltd.
Pitfield, Milton Keynes, MK11 3LW, UK
UKHW021624260726
13994UKWH00003B/1061